RECHERCHES THÉRAPEUTIQUES

SUR

LA BOURBOULE

RECHERCHES THÉRAPEUTIQUES

SUR

LA BOURBOULE

ET

RELATIONS DE LA SCROFULE

AVEC LA PHTHISIE ET LA TUBERCULOSE

PAR

Le Docteur E. ESCOT

Ancien élève des Hôpitaux de Paris, des Universités, Hôpitaux ou Dispensaires de Londres, Vienne, Berlin, Munich, Naples, etc.

MÉDECIN CONSULTANT A LA BOURBOULE

CLERMONT-FERRAND

IMPRIMERIE ET LITHOGRAPHIE G. MONT-LOUIS

Rue Barbançon, nos 1 et 2

1877

INTRODUCTION

Les propriétés physico-chimiques des eaux de la Bourboule sont aujourd'hui bien connues : il ne saurait exister d'équivoque à leur égard.

Malheureusement, il n'en est pas de même pour leurs applications thérapeutiques. Un zèle souvent naïf, mais quelquefois intéressé, a dénaturé les connaissances pratiques que la tradition nous avait laissées. Cependant les médecins et leurs malades veulent des renseignements ; on nous presse tous les jours de dire quelles affections nous prétendons guérir ou soulager.

Pour répondre à cette question, nous avons examiné les traits les plus saillants de la nosographie contemporaine, et pour savoir dans quelle proportion les eaux de la Bourboule et les conditions auxiliaires de la montagne pouvaient en réclamer la spécialité curative, nous avons évoqué les données de la physiologie et l'expérience traditionnelle.

A propos de l'altitude, récemment mise en honneur, nous avons en toute impartialité fait le contrôle de ses influences, bonnes et mauvaises.

Ces préliminaires, ces tâtonnements, si l'on aime mieux, font l'objet de la première partie de notre travail.

Naturellement conduit par l'aveu unanime des faits, par la convergence de tous ces fils d'Ariane, vers un centre, nous réclamons pour la scrofule et l'enfance lymphatique, les priviléges de nos Thermes. Cédant aux sollicitations de la clinique et de la pathologie expérimentale, nous avons admis les relations intimes de la scrofule avec la phthisie et la tuberculose. Discerner d'un œil infaillible, l'essence même de ces procès morbides, serait une tâche de difficulté suprême, une tâche à faire rêver longtemps le génie des *Recherches sur la vie et la mort*, mais notre ambition ne tendait pas vers des palmes trop hautes peut-être, pour la main elle-même de Bichat : elle sera satisfaite si nous avons pu tracer des principes assez clairs pour guider praticiens et malades dans les difficultés du traitement, saisir les opportunités, éviter tout préjudice.

Et pour cela, tout en nous efforçant d'établir sur les assises les plus fermes, la parenté originelle et les rapports de cause à effet qui président à l'évolution de cette trilogie morbide, tuberculose, phthisie pulmonaire, scrofule, toutes trois filles du même sol, mais d'âge et d'air différents, nous nous sommes bien gardé d'en faire la confusion.

Quand l'occasion s'est présentée, nous avons laissé jaillir auprès des faces en contact, des reliefs divergents, et même des points d'antagonisme. Mais, en somme, la scrofule, avons-nous conclu, sera le plus souvent la cause prochaine ou éloignée du tubercule, le noyau d'abord imperceptible de sa cellule, et à ce titre, son traitement sera toujours la pierre angulaire des établissements de la Bourboule. Pour affermir l'ensemble des considérations empruntées aux sciences médicales pures, et mieux cimenter l'alliance d'éléments juxtaposés, nous avons fait intervenir les sciences collatérales, telles que les sciences naturelles, la démographie, la climatologie, etc., et nous avons jeté entre les vides, leurs matériaux adhésifs.

Enfin, nous n'avons pas craint de fouiller dans les littératures médicales des autres pays : les sciences qui servent au bien de l'humanité doivent être cosmopolites et pour qui marche sous leurs auspices, c'est à peine si les langues diffèrent encore.

La seconde partie de notre mémoire est dévolue à ces investigations.

Dans la troisième partie, nous apportons des observations prises à la Bourboule et franchement discutées. Peut-être parviendrons-nous à démontrer la concordance de leur enseignement avec les aperçus physiologiques du début et les tableaux pathologiques de la méthode expérimentale ou de la clinique. Ces observations recueillies sans aucun esprit de système, portent sur des malades bien différents, car la Bourboule est assez favorisée par la thermalité de ses sources différentes, la série graduée de leur minéralisation, le climat de montagne, pour invoquer diverses prérogatives. Ses eaux sont employées tous les jours, contre les dermatoses, contre les rhumatismes et névralgies; la pathologie utérine commence à les réclamer. Néanmoins, nous nous bornerons à indiquer ici les propiétés principales des eaux : avant de nous engager dans les veines multiples de leur courant salutaire, nous insisterons aujourd'hui sur leurs vertus électives, contre « les vices de nutrition », *cet aliment de la scrofule*, contre « les dégénérescences d'éléments anatomiques », *cette mort partielle*, d'où *naissent* phthisie et tuberculose.

D'ailleurs, si chacun veut apporter sa pierre, l'édifice s'élèvera bien vite, et dans une époque riche de courants électriques, quelques étincelles assez hardies pourront bien allumer, sur la colonne la plus haute, les clartés d'un phare.

RECHERCHES THÉRAPEUTIQUES

SUR

LA BOURBOULE

PREMIÈRE PARTIE

La Médication thermo-minérale. — L'Arsenic. — L'Eau de la Bourboule. Ses effets physiologiques. — Influence de l'altitude.

CHAPITRE PREMIER.

Variations de systèmes en thérapeutique. — Opportunité des eaux minérales. — La Bourboule.

En présence de la vogue toujours croissante de la médication thermo-minérale, et de l'application de plus en plus multipliée de l'arsenic à la thérapeutique, on pourrait se demander si des besoins récents, ou bien un simple caprice de la mode ont poussé les générations actuelles vers ces nouveaux horizons de la médecine. La solution de ce problème, n'importe pas moins aux intérêts de l'humanité qu'à la dignité de notre art.

Nous croyons fermement que toute société, toute civilisation, ressent, aux différentes phases de son développement, d'autres exigences, que sont appelés à satisfaire les arts et les sciences qui la suivent d'une marche parallèle. Appliqués à l'industrie, sciences et arts servent au bien-être de l'humanité et doivent répondre à ses appétits, à mesure qu'ils s'éveillent.

La médecine, résultat commun de l'art et de la science, est tenue de surprendre à leur origine, les principes morbides qui viennent successivement assaillir cette société, et de les combattre par une thérapeutique variable comme ces malaises eux-mêmes.

Bien des systèmes se sont succédé en médecine, et chacun d'eux dotait ses contemporains d'une thérapeutique nouvelle. Faudrait-il en conclure que cet art ne repose sur aucune base certaine et que la crédulité des malades « fait toute notre science? » Certes non : car autant vaudrait traiter de jongleries absurdes, les doctrines philosophiques, religieuses et politiques. Bien des écoles, bien des croyances et plus de gouvernements encore ont passé et combien d'autres passeront! La plupart de ces institutions répondirent pourtant aux tendances de leur époque : mais elles durent bientôt subir des modifications parallèles à celles des sociétés. Le même fait s'est produit et se reproduira maintes fois en médecine. Les peuples traversent des phases successives d'évolution morale et physique, à l'instar des individualités qui les composent. A des âges différents, correspondent d'autres phénomènes normaux et pathologiques. La synthèse organisatrice et les causes de destruction ne sont plus les mêmes. L'homme change avec le climat, et le climat lui-même avec la configuration du globe.

L'étude comparative des diverses périodes géologiques nous montre à combien de vicissitudes furent soumises et les terres et les mers, vicissitudes qui se traduisent dans les couches fossiles par la succession de faunes et de flores différentes.

Si les races humaines, si la constitution de leurs individualités varient comme les milieux, ne serait-il pas étrange que les sciences médicales fussent seules invariables? Heureusement il n'en est rien, et leur application pratique, en dépit de critiques injustes et malavisées, varie tout autant que les langues, ce geste articulé des organes sonores, dont Leibnitz rêvait à tort l'uniformité universelle.

Prenons des exemples : sous le ciel brumeux des Iles Britanniques, l'école de *Brown* cherchait presque toujours des stimulants contre la faiblesse.

Rasori et ses disciples sont disposés à voir sous le soleil vivifiant et prodigue d'Italie une excitation exagérée : pour calmer des natures trop ardentes, ils veulent des contre-stimulants.

En France, climat intermédiaire aux deux précédents, deux médecins de grand talent partent de vues complètement opposées et se rapprochent, l'un de la thérapeutique du nord, l'autre de celle du midi : c'étaient *Pinel* et *Broussais*. Le premier rencontre partout de l'adynamie, le second partout de l'irritation à combattre.

Admettrons-nous qu'ils aient eu le même tableau sous les yeux et porté néanmoins des jugements contraires ? Non certes : Pinel précède, Broussais accompagne la révolution française : par celle-ci, des classes entières de la nation passèrent subitement de l'indigence à la richesse : Bientôt *Jacques Bonhomme*, ivre de pléthore et emporté par le ressentiment, choisit le plus renommé de ses chefs pour battre et gauler sous une habile direction ses voisins, et parfois les dépouiller. Ses forces exubérantes inquiétèrent l'Europe et Broussais : tous deux se coalisèrent contre lui et leur victoire amena la Restauration, ramena Pinel et l'adynamie.

Ces écoles opposées ne sont pas les seules dont la trace subsiste encore dans la science et la routine populaire. Deux autres plus anciennes, semblent en ce moment gagner du terrain sur elles : ce sont celles de *Paracelse* et de *Boërhaave*.

Le sang n'est pas seulement ou trop riche ou trop pauvre : on admet qu'il peut être modifié par des altérations spécifiques ou spéciales, comme la syphilis et la scrofule. Les Arabes avaient opposé le mercure contre la lèpre, fréquente en leur climat. *Paracelse* s'attacha à combattre au moyen de ce médicament, de l'arsenic et d'autres agents perturbateurs, une affection qui s'inscrivait largement au cadre nosologique de cette époque. C'était la syphilis qu'on a bien des fois rattachée à la lèpre ou à la morve.

Plus tard, un enfant de ces climats, où, suivant Taine, les tissus sont gorgés d'eau, mal cuits, où le sang paraît se mouvoir plus lentement, le Hollandais *Boërhaave* fit jouer un rôle prépondérant au mouvement et aux modifications de ce liquide : son école s'attacha à corriger les humeurs. Par elle, nous touchons à la scrofule, aux accidents tertiaires de la syphilis, à ses effets héréditaires. Ajouterons-nous qu'aujourd'hui même, des hommes éminents veulent relier l'une à l'autre ces deux constitutions. D'ailleurs deux siècles s'étaient écoulés entre Paracelse et Boërhaave, à peu près le temps nécessaire, suivant certains auteurs, pour la transformation complète de la syphilis en scrofule.

Les théories humorales deviennent de plus en plus envahissantes et c'est avec les systèmes de Paracelse et de Boërhaave, que la médication hydro-minérale, celle de *la Bourboule* en particulier, offre le plus d'affinité. C'est en effet, comme nous essaierons de le démontrer, une médication perturbatrice, substitutive, dont les liquides tout particulièrement, subiront les effets.

Nous passerions sous silence, un autre système médical, dernier-né d'Esculape, enfant terrible et ironique qui ne pardonne point aux faiblesses paternelles et à la franche allure de ses frères aînés, si l'*homéopathie* créée par un homme du plus grand talent, reprise par des esprits originaux et scrutateurs, n'avait apporté un large tribut de recherches dans la thérapeutique ; de plus, c'est la médication caractéristique des eaux de la Bourboule, l'*arsenic*, que l'école d'Hahnemann a le mieux étudié, et il faut bien avouer qu'elle l'a mieux connu que n'ont fait les allopathes. Les autres systèmes n'avaient peut-être pas fait la part assez large à la nature médicatrice et ils avaient certainement donné à doses abusives, certains médicaments énergiques.

La réaction devait se faire avec Hahnemann : quand la force vitale, d'après lui, est *désaccordée*, il y a maladie; tout médicament produit une maladie artificielle : cherchez celui qui produirait sur l'homme sain les symptômes les plus semblables à ceux que vous observez sur votre malade : une maladie médicinale plus forte que la maladie naturelle apparaît, et détruit cette dernière en prenant exactement sa place ; mais vous cessez alors le médicament, et la force vitale qui réagit a bientôt chassé la maladie artificielle. L'ordre et l'accord sont rétablis.

L'arsenic fait tout cela bien souvent : Paracelse le savait quand il combattit les maximes de Galien sur les contraires, mais il se garda bien de donner des doses infinitésimales.

C'est par l'arsenic surtout qu'agit l'eau de la Bourboule contre toutes les affections chroniques qui constituent la *psore* d'Hahnemann ; nous lui reconnaissons franchement une puissance perturbatrice ; bien loin de la considérer comme une lymphe minérale du sang, sortant à peu près formée de dessous les roches primordiales, dans le but final de fournir au sang les principes inorganiques en défaut, nous la regardons comme un vrai médicament, altérant de sa nature et des plus énergiques. Il est vrai que M. Choussy fait bon marché de l'un des éléments les plus étrangers à l'organisme humain, de *l'arsenic* qui se trouve à la dose de 7 milligrammes dans ce plasma minéral ! Par contre, ce serum ne contient ni *phosphate de chaux*, ni celui *de magnésie*, ni *fluorure de calcium*. Tant pis pour vos os, tant pis pour l'émail de vos dents.

La revue rétrospective des différents systèmes médicaux qui tour à tour ont régi l'humanité, nous a donc amenés à parler incidemment de la médication thermale. « Les maladies chroniques, dit M. Amb. Tardieu, s'établissent en quelque sorte au sein de la constitution et n'en peuvent être expulsées que par l'action mystérieuse et puissante des eaux minérales, *ces médicaments animés et vivants,* » suivant l'expression de M. le docteur Pidoux.

En faisant l'histoire des doctrines thérapeutiques, nous

avons vu chacune d'elles s'adapter, en quelque sorte, soit aux besoins de leur âge, soit à la constitution des peuples qui en étaient l'objet; nous verrons également la médication hydro-minérale offrir des traits parallèles dans son développement historique. Remarquons d'abord que celui-ci est mal connu et se renferme dans d'étroites limites, et tout cela s'explique par la nature même du médicament. Des sociétés, arrivées à un certain degré d'intelligence et de richesse, pouvaient seules découvrir cette nouvelle ressource thérapeutique et en manier sagement l'application. Celle-ci, d'ailleurs, ne convient guère aux populations jeunes et saines. La civilisation apporte bien la richesse, mais c'est presque toujours aux dépens de la force physique, comme si, cette fois encore, d'après l'éternelle loi de la corrélation des forces, la première devait s'acheter aux dépens de la seconde.

Nous savons peu de chose sur les empires sémitiques d'Orient et leur hydrothérapie : la balnéation faisait partie intime de la vie chez les anciens Grecs; mais cette société si grande à tant de titres ne fonda point d'empire durable et s'absorba bien vite dans le monde romain. Grâce peut-être à leur amour passionné pour la force et la beauté physiques, grâce à leur culte pour tout ce qui pouvait les entretenir, ce peuple artiste semble avoir échappé à la décadence physique qui vint frapper les vainqueurs du monde. Rome, à son déclin, se précipita vers les eaux thermales, construisit des établissements chez tous les peuples conquis, et leur laissa cette empreinte de grandeur qui signala tous ses efforts et que nous atteignons bien rarement. La balnéation dut jouer, comme chez les Grecs, le rôle le plus important dans l'application des eaux minérales, mais on les buvait aussi. Cette médication était, d'ailleurs, toute empirique, car la chimie d'alors était bien modeste : aujourd'hui même, nous savons qu'il existe dans les eaux minérales bien des choses ignorées ou mal connues. Depuis l'époque romaine jusqu'à ces derniers temps, les visiteurs du Mont-Dore y sont venus faire, à leur insu, le traitement arsenical, et subir les effets ignorés de l'altitude.

Notre société offre bien des traits de ressemblance avec la Rome des empereurs. Nous avons moins conquis par les armes et plus par l'industrie ; l'acquisition des richesses a dépensé bien des forces vives ; nos mœurs ne sont guère celles de Sparte. Les instincts de l'amour n'aident guère à la sélection naturelle et à la création de la famille : on ne renvoie pas à la mère commune les enfants mal conformés ; notre art s'ingénie à les faire vivre. La rapidité des communications rapproche sur un même point, des organismes mal préparés pour un nouveau sol, pour un climat différent, et comme la Rome de Polybe, « les nations occidentales pèsent d'un tel poids dans le monde, que le monde vient s'incliner vers elles. » Dès lors, l'industrie toujours croissante et les besoins sociaux nous agglomèrent dans des espaces de plus en plus étroits où l'air manque aux plus faibles, où naissent la syphilis, la scrofule, la phthisie, ces plaies que nous constatons si bien, que nous guérissons si mal, comme si la sélection naturelle avait pris cette voie pour insulter à nos dédains et rester enfin victorieuse. Faut-il donc s'étonner si ceux d'entre nous qui se sentent faiblir dans la lutte pour la vie, enlevés de terre pour ainsi dire et étouffés par l'Hercule de la civilisation moderne, prennent le chemin des monts pour y retrouver l'air limpide et vivifiant, l'espace libre à la respiration? Les volcans, ces gigantesques officines de la nature, viennent à peine de s'y fermer, et laissent jaillir encore par mille veines liquides, les produits chimiques élaborés dans leur sein. Ces médicaments sont bien les mêmes que notre art cherche, combine et prescrit; mais ils sont ici toujours à l'état naissant, gradués selon nos désirs, mais immuables dans leur préparation : des forces impondérées, telles que l'électricité, le magnétisme, l'attraction, tout autant que l'affinité, déterminent leurs combinaisons multipliées. Nos essais d'analyse y trouvent, à côté des corps principaux, des atomes de substances mal connues des chimistes, et dont l'organisme sait bien apprécier les effets salutaires, alors même que l'art hésite et balbutie. Aussi, ne faut-il pas s'étonner de la vogue toujours croissante des eaux minérales, de leurs succès incontestables, et d'autant plus certains que l'homme auquel on les appliquera diffère davantage de l'état de nature. Les raffinements de la vie civilisée l'ont singulièrement éloigné de la condition originelle de ses ancêtres, seul milieu favorable pour la santé parfaite. Quand celle-ci périclite et chancelle, alors c'est lui-même qui doit aller au galop chercher le naturel, et retremper dans les eaux minérales, comme dans une fontaine de Jouvence, les racines desséchées de la vie végétative, remettre à la sévérité de leur contrôle, l'expulsion de principes malsains glissés dans l'organisme à la faveur d'aberrations physiques et morales, reprendre au sein de la terre comme une sève nouvelle et la verdeur des premiers jours. Mais dès lors, serait-ce dire qu'il faut voir dans ces eaux médicatrices et d'une composition si complexe, une alimentation minérale venant fournir à nos malades des principes en défaut? Non. Contre cette opinion humiliante pour bien des eaux minérales, la science et le bon sens protestent. L'organisme humain n'est composé que de quatorze éléments minéraux ; outre que les eaux minérales manquent toujours d'un assez grand nombre de ces corps simples, elles en renferment d'autres fort actifs que l'organisme supporte bien quelque temps, mais n'assimile jamais; quant aux principes que les eaux ont en commun avec lui, ils s'y trouvent en quantité souvent bien supérieure à ses besoins, et font, dans ce cas, l'office de corps étrangers. Et quand un litre d'eau renfermerait exactement les mêmes principes minéraux contenus dans mille grammes de sang, êtes-vous sûr que ces éléments manquaient au sang que vous traitez? C'était peut-être le contraire. On sait bien que le fer est utile aux chlorotiques, et cependant, bien qu'il fasse partie des globules, il se borne peut-être à stimuler l'alimentation azotée, seule capable de les refaire. Laissons de côté ces hallucinations minérales qui, poussées à l'extrême, feraient de l'eau de mer une excellente nourriture, et des eaux iodo-bromurées une médication détestable. Cherchons l'alimentation dans nos cuisines, au lieu de végéter sur les roches, à la façon des lichens. Comme les Romains, nous avons à expier bien des excès, bien des fatigues; comme les contemporains de Paracelse, nous avons tant d'affections constitutionnelles à déraciner; comme les compatriotes de Boërhaave, il nous faut stimuler une circulation languissante, et, comme le veut Hahnemann, substituer en nous bien des choses. Nous essaierons d'établir que la médication de la Bourboule répond à ces *desiderata*.

CHAPITRE II.

Des effets physiologiques de l'eau de la Bourboule.

L'eau de la Bourboule, par sa haute température, sa minéralisation abondante et variée, son caractère arsenical, l'altitude de la station, altitude encore rehaussée, comme le remarque M. Jourdanet pour les hauts plateaux de l'Europe centrale et occidentale, par leur éloignement de l'équateur, fournit ample matière aux réflexions de la médecine. Mais il faut s'attendre à des interprétations bien diverses ; car s'il est un monde abandonné par Dieu « aux disputes des hommes », c'est bien celui de la pharmaco-dynamie. Pour se guider dans ce labyrinthe et se faire une raison plausible, deux voies principales nous paraissent tout d'abord indiquées : c'est, premièrement, de s'en rapporter à la *tradition*, quand elle existe. Dans son remarquable ouvrage sur les thermes du Mont-Dore, Bertrand nous fait voir que depuis l'époque romaine, les applications de leurs eaux n'ont guère varié. Mais il est une autre méthode de déduire les vertus curatives d'un médicament ou d'une eau minérale, c'est d'en connaître l'*action physiologique ;* alors on sait presque d'avance les affections qui relèvent de sa souveraineté. Ce mode expérimental, c'est *Haller*, le grand physiologiste, qui l'indique le premier, dans sa *Pharmacopée helvétienne*, et l'introduit ainsi dans la science. Bien comprise d'Hahnemann, développée par son école et la médecine substitutive, l'étude de la puissance patho-génétique des médicaments, compte à notre époque des observateurs chaque jour plus nombreux. Comme les symptômes d'un médicament pourraient se confondre avec ceux de la maladie, c'est chez l'homme sain qu'il faut de préférence expérimenter les agents médicinaux, et, comme le dit Hahnemann, « les meilleurs observations seront toujours celles qu'un médecin doué d'une bonne santé, exempt de préjugés et capable d'analyser ses sensations, fera sur lui-même. » Nous serions bien tenté d'ajouter, quand il s'agit d'essais sur les eaux minérales, qu'il est indispensable que le médecin soit délié d'intérêts industriels, et ne cumule point, sous l'égide d'Esculape, les données de l'expérience et celles de Plutus; sinon, c'est aller au-devant de descriptions fantaisistes, car les teintes, dont le prisme de la cupidité sait iriser toutes choses, sont trop subtiles pour ne pas abuser un œil intéressé, le cœur fût-il honnête. Qu'on se rassure : notre critique ne s'adresse point à ceux qui vendent l'eau de la Bourboule, car ils ne prétendent point en avoir fait sur eux-mêmes l'expérience physiologique; ils la font boire et payer cher, cela leur suffit.

A la Bourboule, ces expériences, pour être fidèles, doivent être dégagées de certains éléments qui, en s'y mêlant, pourraient en fausser le sens; les principaux sont l'altitude de la station, à laquelle il faut d'abord s'acclimater; la balnéation minérale qu'il faut tout à fait laisser à part, ainsi que certains aliments dont la cuisine des hôtels persiste à fatiguer les organes digestifs, à congestionner la peau; tels sont les poissons de mer, les crustacés, les fraises. Nous avons été témoins de dérangements intestinaux, d'éruptions cutanées, qui, frappant en même temps, baigneurs, touristes et gens de service, ne reconnaissaient point d'autre cause, si ce n'est peut-être l'eau détestable que l'on retire de certains puits creusés dans les sous-sols des hôtels.

Nous avons pris toutes les précautions nécessaires pour échapper à ces complications, et comme on n'est jamais plus certain d'une chose que quand on l'a éprouvée soi-même et plusieurs fois, nous avons essayé sur nous-même en quatre saisons consécutives l'administration de l'eau en boisson à doses variées, et cela durant un temps assez long, 6 semaines à 2 mois. Voici les résultats :

PREMIÈRE ANNÉE.

Nous avons commencé par les eaux de Fenestre, et après 15 jours de leur boisson, nous avons passé aux sources Perrière ou Choussy, dont nous avons bu la même quantité. Après quinze autres jours d'essai sur cette eau, nous avons bu de l'une et de l'autre, indistinctement, en augmentant un peu les doses; de deux verres, dose initiale, nous sommes parfois allé jusqu'à 5 et 6 verres.

Nous dirons d'abord que nous n'avons point noté d'effet particulier à l'eau de l'une ou de l'autre rive, sauf l'intensité plus grande de tous les phénomènes, quand nous expérimentions isolément les eaux Choussy ou Perrière, c'est-à-dire les eaux de la rive droite. Nous observerons cependant que l'hypercrinie intestinale, quand elle est apparue, a toujours coïncidé avec l'usage des eaux de la Bourboule et jamais avec celles de Fenestre : nous noterons également que la diarrhée fut toujours précédée de constipation.

L'appétit augmenté dès le début, se maintenait et pourtant la langue était devenue saburrale; en pareille occurrence, d'autres personnes le perdaient. A ces moments, l'eau nous répugnait à tous, mais bien qu'acceptée par contrainte, elle n'affaiblissait pourtant pas les facultés digestives. Nous avons observé les mêmes phénomènes chez des malades, qui d'ailleurs robustes, étaient venus à la Bourboule pour y traiter des affections cutanées ou des restes de syphilis. Mais au contraire, chez des sujets faibles, chez des femmes lymphatiques, chez des gens d'un âge avancé, l'eau à cette période était fort mal supportée, provoquait la diarrhée, l'inappétence, et il fallait en suspendre l'usage, au moins pendant quelques jours.

Tels sont les symptômes généraux qui ont marqué cette première épreuve des eaux de la Bourboule et de Fenestre, prises isolément ou bien ensemble; quant aux symptômes particuliers, voici à peu près l'ordre dans lequel ils se sont présentés : dès le second jour, céphalalgie frontale peu vive, mais persistante : on eût dit un resserrement des tempes; c'était comme un poids fixé dans les régions sus-orbitaires. Quelques tournoiements de tête survinrent dans les jours suivants : l'un deux fut assez fort, pour occasionner une sensation de vertige, et faire craindre une chute. Nous n'osâmes point alors mettre ce trouble nerveux sur le compte de la boisson minérale, mais l'année suivante, il se produisit sous nos yeux, chez un malade imprudent, qui malgré tous conseils, buvait l'eau à doses exagérées; immédiatement, notre pensée se reporta sur le phénomène tout semblable que nous avions ressenti nous-même : nous avions vu cette personne vaciller un instant, chercher un appui contre la muraille et nous lui demandâmes aussitôt ce qu'elle venait d'éprouver. « C'était, dit-elle, comme un nuage qui avait passé sur ses yeux, » et sa main suivant sa pensée représentait la chose. Nullement sujette aux vertiges, elle avait déjà éprouvé la veille, la même sensation.

A la fin de la première semaine, les paupières étaient devenues lourdes et se mouvaient paresseusement : au-dessous d'elles, quelques chatouillements incommodaient la conjonctive. Tout comme aux premiers jours, le sommeil se faisait désirer vivement dans l'après-midi, mais à cette heure ainsi que dans la nuit, il éludait le plus souvent ses promesses ; il était court, agité, paraissait et fuyait. On eût dit qu'il précipitait son départ pour nous retirer sa protection contre un nouvel ennemi : c'étaient, dans les bras et les membres inférieurs, des démangeaisons multiples et fugaces qu'aucune éruption ne nous a paru justifier ; mais elles ne durèrent que cinq ou six jours. Du côté des reins, nous notâmes dès le principe, une activité sécrétoire qui persista jusqu'à la fin de nos expériences. Les urines étaient rouges, troubles, sédimenteuses, leur odeur était forte et devenait vite désagréable. Nous n'avons point ressenti de gêne du côté de la vessie, mais bien des malades en ont accusé ; les uns éprouvaient quelques épreintes, la plupart un besoin impérieux d'uriner ; d'autres ont insisté sur une douleur sourde dans la région rénale : ils ont rendu du gravier, et même quelques petits calculs.

Constipation et diarrhée furent également passagères : c'est chose singulière que ces deux alternatives auxquelles peu de buveurs échappent, surtout par le traitement avec les eaux de la rive droite. La constipation précède à peu près toujours la diarrhée ; le fer est dans ces eaux en quantité trop minime pour que l'on puisse la rapporter à son action. Si l'on tient compte de la fièvre thermale, qui accompagne invariablement l'usage interne de l'eau de la Bourboule, fièvre marquée par l'accélération du pouls, la chaleur de la peau, accompagnée d'insomnies, de poussées diverses vers la périphérie cutanée, de sueurs générales ou bien localisées, on est en droit de soupçonner une modification intime des échanges nutritifs, une désassimilation précipitée, d'origine, à notre avis, sûrement arsenicale. La fièvre amène habituellement la constipation, et l'arsenic, pour nous ranger à la formule homéopathique, est tout aussi bien fébrigène que fébrifuge. Nous nous heurtons ici contre de graves autorités qui font de ce métal, singulièrement disparate avec notre organisme, un médicament d'épargne : quelques-uns, et parmi eux *Bence Jones*, pensent que l'arsenic arrête la fièvre en ralentissant les phénomènes d'oxydation moléculaire : ainsi ferait aussi la quinine. Mais un tel mode d'action ne conserverait-il pas indéfiniment le miasme paludéen, au lieu de le détruire ? D'ailleurs l'observation de la physiologie arsenicale, nous a permis de constater une marche complètement opposée dans l'évolution des phénomènes ; ce fut toujours celle d'un principe altérant, fébrigène et nullement conservateur. Ces vues seront développées plus loin.

Le relâchement du tube intestinal, suit, avons-nous dit, presque toujours la constipation, et surtout quand les eaux sont prises à haute dose. Lecoq avait attribué cet effet au sulfate de soude que contenait la source des Fièvres. Avant lui, Lemonnier qui regarde les eaux de la Bourboule comme très-purgatives, attribuait cette propriété à ce même sel de Glauber, et pourtant il les regarde comme minéralisées surtout par le sel marin. Mais ce dernier principe ne saurait-il contribuer, lui aussi, à cette hypercrinie du tube digestif ? On sait que l'eau de mer, et toutes les eaux fortement chlorurées sodiques, sont purgatives. Même les eaux moyennes de cette classe ne sont pas longtemps bien tolérées par l'estomac. Quand celui-ci et le tube intestinal se trouvent saturés et se refusent à une plus ample absorption du principe salin, ce dernier ne pourrait-il pas provoquer alors une hypersécrétion intestinale qui l'entraîne au dehors, pour permettre à une nouvelle tolérance de s'établir ? D'autre part, comme l'arsenic possède une action *diurétique* marquée, tout comme le sel marin, ne peut-il pas en agissant sur les reins, en excitant l'activité de ces organes, faire passer par cette voie, quand il est maître de la situation, une large part des liquides excrémentitiels et déterminer ainsi la sécheresse du tube intestinal qui précède à peu près toujours son hypercrinie ? Tout le monde sait que de longues marches, des exercices violents, en activant la sécrétion sudorale diminuent sensiblement celle des reins, des glandes intestinales et amènent du même coup la constipation et des urines sédimenteuses.

La température et l'état hygrométrique de l'air ne sont pas indifférents à ces phases alternatives du tube digestif. Au mois de juillet, de la saison 1876, la température était relativement élevée, l'air extrêmement sec : ces conditions sont éminemment favorables pour l'exhalation de la vapeur d'eau par les voies pulmonaires et cutanées, même au niveau des mers : mais sur les hautes cimes, la dépression atmosphérique vient y joindre un merveilleux concours ; aussi chacun se plaignait-il en juillet d'une aridité de la gorge, d'une soif continuelle : « cette eau était salée, disait-on, et plus on en buvait, plus on était altéré. » De diarrhée, point ; constipation à peu près générale chez nos malades. Au mois de septembre, les conditions de température et d'hygrométricité atmosphérique se montrèrent exactement l'inverse. Une variation correspondante parut retentir sur les organes intestinaux. On n'entendait plus parler de constipation, mais la diarrhée, principalement chez les enfants, fut si générale que beaucoup de personnes la crurent épidémique.

Ces phénomènes compensateurs doivent être, en effet, réciproques. Nous ne pouvons guère nous expliquer autrement ces phénomènes alternatifs de resserrement et d'hypercrinie auxquels peu de malades échappent, et parmi les privilégiés, nous avons cru remarquer les tempéraments les plus robustes et surtout les goutteux. Cette classe de malades que l'on rencontre principalement à Vichy, retire aussi de bons effets de l'eau de la Bourboule, et le plus souvent, les supporte avec une tolérance parfaite. C'est qu'il existe, en effet, entre les eaux de la Bourboule et celles de Vichy certains liens de parenté chimique, qui pourront, en des circonstances opportunes, amener quelque similitude d'effets thérapeutiques. Elle est telle, que nous avons vu nombre de personnes, dans les premiers jours de leur traitement, rendre quantité de sable. Nous avons même observé le fait chez des personnes qui venaient de faire une saison à Vichy ou à Contrexéville. Il est même arrivé que les eaux de la Bourboule se soient montrées plus énergiques que les premières, car elles ont fait rendre des graviers que celles-ci n'avaient pas entraînés. Cette action des eaux de la Bourboule sur les organes uro-poïétiques n'est pas des moins curieuses, elle peut devenir fertile en applications. Il y a loin de là aux comparaisons inattendues que l'on a voulu faire entre la Bourboule, d'une part, Ems et Royat de l'autre, moins pour flatter ces dernières que pour les dépouiller de leur clientèle.

Nous venons de dérouler, d'après leur apparition successive plutôt que dans leur ordre topographique, la série des phénomènes physiologiquement observés. Cette marche nous oblige à parler en dernier lieu des canaux aériens et de la partie supérieure des voies digestives.

Vers la fin de la première semaine, nous avons noté une sensation pâteuse dans la bouche, un peu de rougeur, de tuméfaction aux gencives, un goût d'ail dont nous avons retrouvé l'odeur dans l'haleine de bien des malades. Nous sommes disposé à croire, comme le Dr Choussy, qu'il se rattacherait à la formation d'hydrogène arsénié. M. Martin Damourette aurait fait la même remarque sur les malades qu'il soumet à l'eau de la Bourboule.

Rien du côté des organes de la respiration, si ce n'est une sensation d'élargissement de la cage thoracique, sensation que l'on pourrait tout aussi bien rapporter à l'air des montagnes. Cependant l'énergie des organes locomoteurs était largement accrue, ainsi que M. le docteur Peyronnel l'a constaté chez beaucoup de ses malades. Ce sentiment de vigueur ardente pour l'action nous autoriserait, par sa coïncidence avec l'ampleur respiratoire, à rattacher à l'influence arsenicale ces phénomènes provoqués par elle, chez les *Bergsteiger* de Styrie.

Disons, pour terminer, que quelques cicatrices depuis longtemps fermées ont paru rougir : elles devinrent le siége de démangeaisons pendant qu'un assez grand nombre de taches de rousseur venaient chez nous, comme chez un assez grand nombre de buveurs d'eau, accuser l'arsenic suivant les uns, l'air de la montagne d'après les opinions locales. Cette pigmentation est en effet fort commune et assez accusée : elle est toujours d'un bon augure. Liebig la rattache à une *combustion imparfaite des matériaux carbonacés,* et par contre la phthisie serait pour lui une *suroxydation des tissus.* Rien n'est encore venu légitimer ces vues systématiques : cette pigmentation nous paraîtrait plutôt se lier à la poussée sanguine facilitée vers l'enveloppe tégumentaire par la dépression atmosphérique et l'organisme revivifié. Le professeur Hébra lui attribue une grande valeur pronostique et il distingue les malades *qui se brûlent* au soleil et ceux qui *ne s'y brûlent pas :* dans ces derniers il range les chlorotiques, les tuberculeux et les grands syphilitiques, gens à peu près tous incurables.

Tels furent pour une première année les divers phénomènes sur nous observés : loin de laisser après soi le moindre désagrément, la boisson minérale nous débarrassa d'un peu d'acné, et la balance accusant une augmentation de trois kilogrammes prouvait que la nutrition *n'avait pas souffert.*

L'année d'après, nous avons repris les mêmes essais, et nous avons constaté à peu de chose près les mêmes phénomènes, mais leur ordre d'apparition a varié, ce qui prouve que les organes varient dans leur susceptibilité. Mêmes insomnies, mêmes perturbations du côté des reins et des organes digestifs ; lourdeur et prurit des paupières un peu moins marqués. L'énergie de la respiration et des contractions musculaires nous semblait accrue au-delà de l'année précédente, surtout quand nous portions à son maximum la dose minérale. Nous ressentions alors un symptôme auquel nous ne nous attendions guère, *l'ivresse arsenicale.* Nous avons trouvé, depuis, ce symptôme mentionné dans les *Etudes arsenicales* de M. le docteur Imbert-Gourbeyre. Il existe en effet, mais nous doutons fort qu'il puisse accompagner des doses hahnemanniennes, car il s'est toujours manifesté après de véritables débauches arsenicales; il les suivait immédiatement et disparaissait vite. C'était un peu de loquacité et de pétulance, un besoin irrésistible de mouvement. Ces faits nous porteraient à admettre, comme M. Scolosuboff, que l'arsenic se localise bien vite dans les centres nerveux, d'où rayonne ensuite son influence sur la circulation et l'échange aérifère.

A la fin de cette saison, nous éprouvâmes un symptôme désagréable, mais dont le peu de gravité suffirait à indiquer l'origine: nous voulons parler du *rhumatisme arsenical.* Energiquement affirmé par M. Imbert-Gourbeyre, qui s'appuie sur ses propres observations et celles d'Henckel, Lorinzer, Astbury, il a été nombre de fois observé au Mont-Dore par M. Richelot. Nous n'avions jamais eu de rhumatisme antérieur, quand nous ressentîmes un soir comme un engourdissement du bras gauche. La paroi thoracique correspondante était pareillement affectée et il nous fut impossible, cette nuit-là et les deux suivantes, de reposer sur le côté souffrant. D'ailleurs, la douleur était peu vive, et quelques jours après tout avait disparu. Nous nous sommes alors rappelé d'un rhumatisme du genou, survenu, l'année précédente, chez un jeune homme venu à la Bourboule pour s'y traiter d'engorgements glandulaires. Il avait débuté brusquement, avait déterminé la tuméfaction de l'article et rendu la marche difficile, impossible même. Ces accidents disparurent totalement *au bout d'une semaine.* Depuis, nous avons observé plusieurs cas semblables.

L'épreuve de la *troisième année* diffère peu des deux autres : les mêmes symptômes se reproduisirent, toujours en variant d'ordre et d'intensité : la plupart étaient affaiblis, mais ils se sont toujours montrés les mêmes du côté des reins et de la digestion. Pas d'engourdissement rhumatismal, mêmes insomnies, enchifrènement des fosses nasales, sans aucune sécrétion catarrhale, par *simple tuméfaction* de la muqueuse. D'ailleurs le coryza est des plus rares à la Bourboule, ainsi que la bronchite, en dépit de la fraîcheur des soirées, des changements subits de température et des chambres mal closes. Quand des malades se sont plaints de coryza, nous avons presque toujours noté ce simple enchifrènement, véritable boursouflure arsenicale.

Du côté de la peau, un peu de prurit et de plus un symptôme qui s'était peut-être manifesté les années précédentes à l'insu d'un examen peu minutieux. C'était à la face externe et dorsale des avant-bras une desquamation blanche, presque furfuracée, des petites lamelles épithétrales, tout comme un psoriasis en miniature.

Le plus grand nombre des malades ne prolongent pas assez leur traitement pour qu'on puisse observer chez eux la plupart des symptômes que nous avons décrits, surtout ceux qui affectent le tégument externe. Cependant, nous avons noté deux fois, un développement de pustules echtymateuses, manifestement liées à l'influence du médicament.

Chez l'un d'eux, convalescent d'un abcès pulmonaire, l'éruption subsista longtemps après le traitement, elle s'accompagnait de ces *tâches brunes* décrites par M. Devergie. Avide d'une révulsion puissante, il supportait pendant plus d'un quart d'heure l'eau des douches Choussy, et c'est à peine s'il les trouvait assez chaudes. Ses souhaits furent exaucés, il obtint une guérison qui, depuis trois ans, ne s'est pas démentie, mais, pour se débarrasser des pustules, la patience de ce pharmacien dut s'armer d'une médication topique.

Le fait le plus caractéristique de cette troisième série d'expériences fut, à la fin de la saison, une inappétence toujours croissante, suivie de flatulences, de digestions longues et pénibles. Avions-nous poussé trop loin l'usage des eaux minérales ou bien subissions-nous ces effets adynamiques que M. Jourdanet attribue à l'air des montagnes, quand les nouveaux venus y prolongent leur séjour? Nous serions tenté de le croire, car la descente dans la plaine fit cesser comme par enchantement le malaise qui commençait à nous inquiéter.

Comme on a vu, les symptômes physiologiques de l'arsenic sont fort nombreux quand on veut bien y prendre garde. Nous devons reconnaître que les assertions de M. Imbert reposent sur des fondements solides. D'ailleurs, les recherches de M. Gailleton leur donnent une pleine confirmation. M. Delioux de Savignac, dans un excellent article du Dictionnaire encyclopédique, apporte à leur appui nombre de témoignages empruntés à l'allopathie. Il faut accueillir avec le même intérêt des faits qui déposent d'autant mieux en faveur de la vérité qu'ils émanent de *deux frères ennemis*.

Dans une *quatrième épreuve*, pour bien séparer les effets de l'eau minérale d'avec ceux de l'altitude, nous avons attendu le milieu de la saison pour instituer nos expériences, et c'est ainsi, pensons-nous, que nous avons pu échapper à peu près complètement aux palpitations cardiaques nocturnes. D'ailleurs, la plupart des symptômes ont été moins accusés, sauf la céphalalgie gravative de la première semaine. On s'habituerait donc à la Bourboule comme en Styrie à supporter des doses croissantes d'arsenic, et la susceptibilité de l'organisme s'émousserait de plus en plus. Les influences sur le tube digestif furent les mêmes que l'année précédente.

Enfin, pour nous faire une raison sur la médication externe, nous avons cessé la boisson pour nous soumettre après quelques semaines de repos, aux méthodes diverses de balnéation. Nous nous sommes attachés principalement à juger les effets topiques de l'eau, et nous avons à dessein prolongé la durée des bains. Notre surprise a été grande de voir cette eau, *douce, onctueuse au toucher*, répètent toutes les brochures publiées sur elle, dépouiller au contraire et assez vite la peau de sa propre onctuosité, comme ferait un bain de sous-carbonate de soude, et détacher grand nombre de cellules épithéliales qu'on voit flotter sur l'eau. Les durillons en ressentent même l'influence mordicante, et la tâche de nos pédicures sera facilitée d'autant. La peau se congestionne légèrement et paraît, au sortir du bain, rugueuse et ridée, aux mains surtout. On voit le parti que l'on peut tirer de nos bains contre les psoriasis invétérés et écailleux, quand on voudra leur donner, comme à Louèche, de l'eau et du temps à discrétion, c'est-à-dire des bains de piscine. L'onctuosité que l'on prête aux eaux de la Bourboule, est aussi fantaisiste que leurs propriétés réparatrices de la *lymphe minérale du sang*. Dieu nous donne un médicament héroïque, et des cerveaux fanatiques voudraient en faire un potage!

Avant de clore ce chapitre, nous ne pouvons passer sous silence deux faits qui peuvent avoir leur importance : les *palpitations cardiaques* et l'*anaphrodisie*. Ils se sont montrés d'une façon à peu près constante durant le temps dévolu à nos épreuves.

A propos de l'excitation cardiaque, il est bien difficile de faire la part de l'arsenic et celle de l'altitude. Cette dernière nous paraît bien capable de la provoquer à elle seule, et cependant nous n'oserions pas en dégager complétement la médication arsenicale. Nous savons qu'elle produit une grande perturbation sur le système nerveux, imprime plus d'activité à la circulation. La fièvre thermale que signalait Bertrand chez les malades qui buvaient l'eau du Mont-Dore, existe aussi à la Bourboule ; enfin nous avons constaté des accidents graves chez des personnes affectées d'une lésion cardiaque. Chez une fille atteinte de scrofule bénigne, et qui venait une seconde fois pour compléter sa guérison, l'eau de la Bourboule continuait ses bons et ses mauvais effets : il y avait une lésion cardiaque ; les engorgements glanduleux disparaissaient, mais les hémoptysies se renouvelèrent.

On a voulu attribuer exclusivement à la balnéation les effets perturbateurs sur les gros vaisseaux, tandis que l'eau en boisson n'agirait que sur le réseau capillaire. Nous avons noté presque l'inverse ; nous ne rejetons pas les effets de la balnéation ou plutôt des douches, mais nous avons vu les troubles cardiaques provenir par la seule ingestion de l'eau.

Nous nous rappelons un malade envoyé à la Bourboule moins pour s'y traiter d'une endocardite, que du principe goutteux qui la tenait sous sa dépendance : on lui fit prendre seulement l'eau en boisson, et bien qu'elle

3

fût administrée avec la plus grande réserve, le traitement dut être suspendu.

L'influence anaphrodisiaque de l'arsenic a été vivement controversée. M. de Savignac reste indécis entre les opinions opposées. Nous sommes plus affirmatif et nous osons rassurer l'âme timorée de ces vieux Bourbouliens qui croyaient entrevoir des temples de Cnide, se glisser sous les balsamiques ombrages des collines. Certes, la Bourboule serait le dernier endroit de la terre que choisirait Armide pour ses jardins. Si les intempéries du ciel et des montagnards ne suffisaient à la dissuader, la médication arsenicale ne tarderait pas à la rendre odieuse à elle-même. Mais quelle serait donc la cause de ces contrastes d'opinions, parmi nos confrères assez dévoués à la science pour se faire un instant prêtres d'Epicure ? Des observations trop courtes, trop précipitées, sur un terrain scabreux. Oui, le premier effet des eaux de la Bourboule et des préparations arsenicales est suivi d'une excitation assez vive qui dut faire trop présumer à quelques-uns ; mais à cette courte flagellation succède bientôt la torpeur ; l'illusion se dissipe et fait place à une indifférence prolongée qui finit par aboutir au scepticisme. Ainsi s'expliqueraient l'enthousiasme des uns et les récriminations des autres. Que ces derniers se consolent ! Ils ont eu la satisfaction d'entrevoir la vérité. Qu'importe alors le temps perdu ? D'ailleurs, le naturel revient au galop.

Il est assez difficile de se rendre compte de cette influence sédative exercée par les eaux de la Bourboule sur le sens génésique. Bien certainement liée à l'élément arsénical, proviendrait-elle de son action directe sur les centres nerveux, le cervelet par exemple, ou bien serait-elle consécutive à une désassimilation moléculaire activée dans la trame de nos tissus? et les forces plastiques de l'organisme, détournées presque absolument vers le travail de renouvellement, feraient-elles défaut aux fonctions superflues?

Nous croyons que l'arsenic agit par l'une et l'autre voie, mais d'une façon bien différente. Il ne serait point un sédatif des centres nerveux, il les stimulerait plutôt: témoins cette ivresse arsenicale qui suit assez rapidement son ingestion, et la contractilité musculaire augmentée. A cette excitation nerveuse viendrait se rattacher l'ardeur génésique des premiers jours, que des optimistes avaient crue durable, mais qui succomba vite devant de longues fatigues, comme tous les efforts puisés aux centres nerveux, organes de perfectionnement, plutôt faits pour commander que pour servir? Mais une fois disséminé par la circulation dans la trame intime de nos tissus, alors l'héroïque médicament voit naître sur son passage les phénomènes de la médication altérante, phénomènes presque inséparables de la présence de tout corps étranger. « L'organisme, disait Malgaigne, a horreur du corps étranger ; pour l'éliminer, il creuse et fait le vide autour de lui. » A plus forte raison devra-t-il le faire, devant un étranger aussi incendiaire que l'arsenic, « ce grand ennemi de la vie, » disent Hahnemann et Imbert-Gourbeyre, qui voient en lui le plus proche parent de la médication hydrargyrique. Dans le conflit qui s'élève entre l'arsenic et l'organisme, le premier frapperait-il les points les plus faibles, ou bien l'organisme ferait-il pour se défendre, le sacrifice intelligent de ses parties les plus déchues et de ces végétations néoplasiques, qui n'ont pas encore acquis droit de cité et surchargent inutilement la place? Quoi qu'il en soit, la médication arsenicale serait moins brutale dans ses procédés épurateurs que la médication mercurielle. Ainsi se trouverait légitimée cette action reconstituante qui l'a fait, bien à tort, comparer au fer. Nous consentirions aussi à la comparer au fer, mais ce serait au fer rouge, qui cautérise et détruit. L'organisme serait ainsi débarrassé, par cet énergique agent, d'un grand nombre d'*éléments hétérogènes* ou *hétérotopiques*, de *ferments pernicieux*, de *germes parasitaires*. C'est ainsi que disparaîtrait le miasme paludéen, puisque la fièvre intermittente cède aussi bien à l'arsenic qu'au quinquina. Tschudi cite le cas d'un arsenicophage épargné par la gale au milieu de toute sa famille contagionnée. En trente-cinq ans, il avait mangé 22 onces d'arsenic (1k,025).

Administré à larges doses, l'arsenic possède, en effet, des propriétés sceptiques et corrodantes, signalées par Dioscoride, Césalpin et tant d'autres. Il provoque des pétéchies et des ecchymoses, comme l'ont constaté, chez les victimes d'un empoisonnement, Valentin, Bertrand, Orfila, Schaffner, Kleinert, Tardieu ; des coliques violentes furent accompagnées de selles fréquentes et fétides. Malgaigne, Ruysch, Brodie, ont fait remarquer que le sang est fluide et comme sirupeux chez les sujets qui ont succombé. Dans beaucoup de ces cas, et même en des circonstances moins graves, on a vu l'arsenic déterminer l'anasarque ou même des œdèmes partiels, comme l'attestent Fernel, Peyer, Stachow, Skillmann, etc. Fowler cite la bouffissure de la face produite quelquefois, même aux doses médicinales de sa solution. Lordat cite une bouffissure à peu près générale ; Girdlestone cite un cas d'hydropisie produite par des doses exagérées, et Tschudi parle d'*un arsenicophage devenu hydropique*. Schwartz mentionne des hydropisies chez les fiévreux traités par l'arsenic. Twaites parle de pléthore générale; Pereira, dans sa *Matière médicale*, note l'*œdema arsenicalis* du visage; Barella a vu l'intumescence de la gorge, le *gros cou;* cet œdème pourrait bien s'étendre aux organes laryngés, à la glotte, aux cordes vocales, et nous expliquerait ainsi cette raucité de la voix signalée par Tschudi chez tous ses arsenicophages. Thomas Hunt a vu l'enflure de la lèvre inférieure.

Tous ces phénomènes œdémateux offrent de l'analogie avec la nature des eschares produites par les applications arsenicales sur les tumeurs malignes : les tissus sont ramollis, et non pas coagulés, comme c'est le fait pour d'autres caustiques. C'est une *gangrène molle;* le sphacèle se détache lentement.

Enfin, cet embonpoint assez fréquent chez les mangeurs d'arsenic ne serait-il pas lui-même une ébauche d'œdème, déterminé par la transudation d'un sang plus fluide, qui porterait ainsi aux chairs du visage cette fraîcheur et ce coloris recherchés du sexe qui ne se lasse pas de puiser sa force dans la faiblesse? Défions-nous donc des apparences ! Tschudi nous apprend aussi que les éleveurs de Styrie sont d'une prudence cauteleuse à l'égard des animaux engraissés par l'arsenic; ils les pèsent avant de les acheter.

En somme, la marche des accidents occasionnés par l'administration exagérée de l'arsenic peut nous donner la clef de ses procédés thérapeutiques. Sous l'influence de doses médicinales, le sang, devenu plus fluide et poussé par le cœur d'un mouvement plus énergique, peut s'insinuer alors en des points auparavant imperméables, et tout en leur apportant des matériaux nutritifs, pénétrer de ses propriétés destructives les éléments déchus et les détacher des molécules saines; mais cette désagrégation ne saurait se faire sans amener l'usure de nos tissus, et l'organisme est tenu de fournir à la réparation, à se reconstituer en un mot.

Nous voulons discuter à ce propos un fait signalé par Tschudi chez les arsenicophages : il est des plus singuliers. Chez ceux qui ont fini par obtenir la tolérance, la suspension de l'usage du poison est presque toujours suivie des phénomènes de l'empoisonnement arsenical, et le seul moyen d'y mettre fin, c'est le retour à l'usage de l'arsenic. Cet agent combattrait donc lui-même ses propres effets. Pour résoudre ce singulier problème, il nous faut forcément admettre deux phases opposées de son action. Le poison anciennement ingéré et toujours présent dans l'économie est celui dont l'action nocive se fait sentir, celui qui empoisonne. C'est lui qui déprime le grand sympathique, donne la fièvre par cette *hyposthénisation*, à laquelle les recherches de Claude Bernard, les expériences de Marey nous ont appris à la rattacher : c'est lui qui use les tissus dans lesquels il s'est incorporé : mais des doses nouvelles viendront, au contraire, à titre de corps étranger peut-être, ou plutôt d'agent sthénoplastique de l'élément touché, stimuler à nouveau ce même système nerveux et contre-balancer l'effet des anciennes qui n'agissent plus qu'à titre d'agent combiné aux tissus et toxique. Il nous semble rentrer dans cette loi de Claude Bernard : « Toute substance qui à haute dose, éteint les propriétés d'un élément organique, les excite à petite dose. » C'est ainsi que des doses médicamenteuses d'arsenic excitent l'appétit par une action directe sur les fonctions digestives, plutôt que par la combinaison altérante qu'amène un séjour prolongé. Leur administration répétée finira par amener une accumulation, une action plus intime, altérante, l'hyposthénisation, des phénomènes tout contraires des premiers. Le symptôme primaire et constant que ressentent les *mangeurs d'hydrach*, quand ils en cessent l'usage, c'est une violente gastrodynie, et les fonctions digestives deviennent languissantes ; de nouvelles doses sont nécessaires pour pallier par leur abord stimulant, l'influence dépressive et pernicieuse des anciennes. C'est la meilleure explication que nous pouvons donner des phénomènes observés sur nous-même, dans toutes nos expériences arsenicales : nous avons toujours noté l'excitation d'abord, la dépression plus tard : preuve de phases bien différentes dans l'action des préparations arsenicales.

C'est ainsi que nous pouvons nous rendre compte des résultats contradictoires, entre les expériences de Schmitt et Brettschneider pour qui l'arsenic ralentirait la combustion de la graisse, et les observations de M. Devergie qui a remarqué l'amaigrissement des individus soumis à des traitements arsenicaux prolongés. C'est encore ainsi qu'on pourrait interpréter les expériences de Ritter, de Strasbourg, sur des oies qu'il a vues d'abord engraisser et maigrir ensuite, quand il augmenta les doses arsenicales.

Eh bien, c'est à cette période altérante de la médication arsenicale et au travail de rénovation moléculaire qui doit l'accompagner, que peut se rattacher l'anaphrodisie arsenicale.

L'organisme est affaibli, hyposthénisé : ses forces plastiques se détourneront des organes accessoires. La plante humaine est comme les autres, et la loi de balancement des forces est aussi vraie que celle du balancement des organes ; ceux de la floraison ne s'épanouissent qu'aux jours où la sève déborde de la tige et des rameaux. La poussière pollinique ne sera prodiguée aux organes fructifères qu'au moment où les sucs ne trouvent plus à s'employer pour le développement. Plus l'organisme est simple et primitif, plus vite il sera doué de propriétés fécondantes ; plus compliqué, il exigera davantage pour lui-même : et comme les peuples raffinés par une civilisation délicate et égoïste, c'est à peine s'il lui restera assez de superflu pour suffire au dégagement d'un nouvel être. La richesse du sol, trop exagérée par Darwin, ne saurait être plus efficace que la perfection même de l'individu.

C'est ainsi pour nous qu'agirait la médication arsenicale, *médication spoliative et détersive*, qui raffermit l'organisme en l'émondant, stimule la nutrition en faisant appel aux forces végétatives pour renouveler ce qu'elle entraîne. L'anaphrodisie qui l'accompagne témoigne d'un recueillement des forces radicales, et si elle subsiste quelques semaines encore après la cessation du médicament, elle finit par disparaître aussi, et chez ceux qui en font un usage constant, comme les paysans de Styrie, l'organisme stimulé par la lutte, ne tarde pas à reconquérir définitivement ses priviléges. Maclagan en cherche la preuve dans le nombre de naissances illégitimes, 60 p. 100 chez les *mangeurs d'hydrach* ; mais nous avons pu nous assurer dans nos voyages, que cette même proportion se retrouve dans bien d'autres parties de l'Autriche où sans consommer d'arsenic, on préfère néanmoins la fécondation libérale et spontanée à celle qui est réglée par le code.

Telles sont les données que nous ont fournies nos études physiologiques sur les eaux de la Bourboule et leur arsenic : bien longtemps auparavant nous avions fait, à

Paris, des expériences physiologiques sur nous-même avec la teinture de Fowler, d'après les indications de M. Péter. Parmi les symptômes que nous éprouvâmes, nous signalerons une grande augmentation de l'appétit, de l'excitation musculaire et du côté des urines une extrême limpidité, très-différente de ce que l'on observe à la Bourboule : leur trouble et cette tendance vers une rapide décomposition que nous avons mentionnée à la station, proviendrait, croyons-nous, de l'influence des sels alcalins plutôt que de l'acide urique en excès. Cette grande limpidité et l'abondance de la secrétion rénale nous effrayèrent, et nous cessâmes brusquement nos expériences, en même temps qu'un de nos amis. Il faisait également usage de la solution arsenicale pour se débarrasser d'un peu d'acné. Il fut effrayé, pour sa part, de symptômes très-marqués d'anaphrodisie, et ne voulut plus continuer « une médication perfide, » disait-il.

Qu'on nous permette ces développements sur l'action physiologique des eaux de la Bourboule : nous ne pensons pas qu'il existe une meilleure voie pour aller à la recherche des applications thérapeutiques. Il serait à désirer que la méthode de Haller vît augmenter le nombre de ses adeptes parmi les hommes appelés à soigner la santé des autres et comme le dit Hahnemann : « Celui qui se met en expérience, sait au juste ce qu'il sent : qu'on ne croit pas d'ailleurs que les petites incommodités qu'il contracte, en essayant des médicaments, soient préjudiciables à sa santé ; l'organisme devient plus apte à repousser toutes les causes morbides, naturelles ou artificielles et à s'endurcir contre leur influence. »

Pour nous, les seuls désagréments que nous en avons retirés, ce sont des taches arsenicales à la partie interne des jambes, taches sans doute identiques à celles qu'a décrites M. Devergie. Venues à la fin de chaque saison, elles ont persisté presque tout l'hiver et disparaissaient à peine pour céder la place à celles d'une saison suivante. Il est vrai que nous faisions abus de la perfide boisson. Un peu de desquamation a toujours précédé et suivi leur effacement. Elles devenaient prurigineuses, au voisinage d'une source de chaleur un peu intense, comme celle des foyers de cheminée. Nous n'avions rien éprouvé de pareil avant de boire les eaux de la Bourboule, et ce n'est qu'à sa troisième apparition que nous avons enfin songé à leur imputer cette poussée, aussi caractéristique que celle dont M. Richelot se gratifie au Mont-Dore, dans les salles d'aspiration.

CHAPITRE III

Du climat de montagne. — Ses effets salutaires dans les affections pulmonaires, sont le plus souvent funestes dans celles du cœur.

A propos des thermes du Mont-Dore et de la Bourboule, il est un élément de leur puissance que nous avons plusieurs fois effleuré, sans discuter son mode d'action. Nous voulons parler de l'altitude. L'influence favorable de l'air raréfié des hautes cimes contre les affections de poitrine est tous les jours plus universellement acceptée. Archibald Smith et Tschudi qui pratiquèrent longtemps la médecine au Pérou, citent des faits fort intéressants en faveur du climat de montagne : ils ont été acceptés par Schnepp, Williams et Hermann Weber : Walshe cite à leur appui l'élargissement de la capacité thoracique chez les habitants des hauts plateaux. Il insiste sur le singulier aspect que donne aux Indiens Quichuas le volume de leur thorax disproportionné avec la brièveté des membres. D'Orbigny croirait avoir trouvé dans ses autopsies, les cellules pulmonaires plus spacieuses chez eux que chez les Européens. Guilbert aux Andes Péruviennes, Jourdanet au Mexique, soutiennent à peu près les mêmes opinions. Guilbert cite sa propre guérison, obtenue sur les hautes cimes, et si Jourdanet donne aux faits observés une explication assez différente de la nôtre, une explication discordante avec les doctrines admises en physiologie, il signale tout aussi bien que ses collègues la rareté fort grande de la phthisie sur le plateau de l'Anahuac. L'interprétation des faits peut varier, mais leur authenticité reste. Peu partisan de la diète respiratoire de M. Jourdanet, non plus que des autres diètes, nous croyons que la raréfaction de l'air impose à la cage thoracique un surcroît d'amplitude dans ses mouvements inspirateurs. Pour suffire aux besoins de l'organisme, restés les mêmes, le poumon doit accepter dans ses alvéoles une plus grande quantité d'air : les sommets de cet organe, le plus souvent inactifs dans les respirations paresseuses et incomplètes de la plaine, sont obligés sur la montagne d'entrer eux aussi en plein fonctionnement, et de subir avec l'introduction de l'air, les nouveaux appoints d'une vascularité providentielle, d'une canalisation élargie. Cet apport de liquides les protégera d'autant mieux contre la métamorphose caséeuse que celle-ci, comme l'établit Engel, est avant tout causée par une déperdition constante de l'eau de constitution. La poitrine vient en même temps puiser dans cette gymnastique respiratoire une musculature plus forte : l'*habitus phthisique* tend à s'effacer. Les expériences spirométriques de Hutchinson établissent en effet que la fréquence de la phthisie est, dans une assez grande proportion de cas, subordonnée à l'amoindrissement de la capacité vitale des organes aérifères.

Ce n'est pas seulement dans les sommets que l'expansion du tissu pulmonaire sera plus ample et sa vascularité plus riche : pour satisfaire aux besoins de l'oxydation, la capacité thoracique se mesure instinctivement à la raréfaction de l'air, elle s'élargira dans tous les sens pour en admettre un volume plus considérable. L'organe pulmonaire tout entier va donc se déplisser plus librement; sensiblement réduite, la tension élastique de l'air exercera moins de compression sur les vaisseaux, et facilité dans son parcours, le sang apportera désormais à la même masse de parenchyme, un supplément de liquide nourricier. La nécrobiose anémique sera moins à craindre et les cellules lymphatiques d'où procèderait le tubercule d'après les auteurs, suivront plus facilement des canaux élargis; elles n'y détermineront pas ces thromboses qui provoquent leur issue à travers la gaîne des vaisseaux, et leur font engendrer ainsi la tuberculose dans le tissu conjonctif voisin, saisi de prolifération cellulaire.

Partant à peu près des mêmes principes, Pravaz de Lyon, Vivenot de Vienne, Waldenburg de Berlin, etc., se sont efforcés d'imiter la nature dans la construction de leurs appareils pneumatiques; les expériences de cabinet sont venues confirmer les résultats obtenus sur la montagne. On a fait aussi des essais d'air comprimé; mais c'était encore pour obtenir l'élargissement de la cavité thoracique.

Cette dernière méthode, sorte de gymnastique passive, ne donne pas les résultats de l'autre. On rapporte d'ordinaire à la fréquence augmentée, à l'amplitude exagérée des inspirations, les heureux effets de l'altitude, mais nous croyons qu'il faut les rattacher aussi, aux expirations plus faciles et plus complètes, sous une pression atmosphérique amoindrie. La toux, cet effort de l'organisme pour débarrasser les voies aériennes, sera moins pénible, moins saccadée: elle jettera plus complètement au dehors des produits morbides qui ne peuvent séjourner dans les poumons sans diminuer leur capacité respiratoire, sans provoquer la gêne et déterminer par leur présence des phénomènes de dyspnée, d'irritation inflammatoire, de contamination peut-être. Qui voudrait affirmer, par exemple, que la matière caséo-tuberculeuse, insuffisamment expulsée d'une bronche, ne puisse retomber avec l'inspiration suivante dans la bronche de l'autre poumon, et déterminer dans son parenchyme sain jusqu'alors des désordres pareils à ceux de son congénère, primitivement affecté ?

La station de la Bourboule, située dans une des vallées les plus hautes d'Auvergne, jouit dans une certaine mesure des bienfaits de l'altitude, privilége que le Mont-Dore, plus élevé de deux cents mètres, Barrèges et Cauterets, sur les flancs des Pyrénées, sont seuls à lui disputer en France. Nous ne voulons pas exagérer : le fond de la vallée n'est guère qu'à 850 mètres au-dessus du niveau de l'Océan. C'est à peine le tiers de l'altitude que l'on mesure à Mexico, à Santa-Fé-de-Bogota, à Quito. Les plateaux du Thibet planent à des hauteurs bien autrement considérables : ils sont habités, mais hâtons-nous de le dire, ils ne peuvent l'être que par les Thibétains, comme l'ont établi les ascensions de de Humbold, Boussingault et autres, et pourtant la latitude vient apporter ici un correctif à l'altitude, en abaissant sa puissance de toute sa proximité de l'équateur.

Les partisans du climat de montagne ont fixé à deux mille mètres, la disparition à peu près complète de la phthisie. Nous ne pensons pas que ce chiffre ait une valeur absolue, car il se complique le plus souvent d'autres circonstances accidentelles, telles que la latitude, l'ethnologie, la flore, l'hydrologie.

Aussi, d'après Fuchs, cette limite préservatrice descendrait-elle dans les Alpes à un niveau de 700 mètres ; M. le docteur Brehmer, cité par M. Jourdanet, serait encore moins exigeant, car il affirme que cinq cents mètres suffisent en Allemagne pour produire des effets déjà satisfaisants. L'influence prophylactique et curative des hautes cimes contre la consomption pulmonaire va donc prendre une large place dans la thérapeutique actuelle. Le Mont-Dore et la Bourboule méritent à ce titre d'être appréciés indépendamment de leurs eaux thermales.

Les recherches de M. Jourdanet l'autorisent même à admettre qu'une altitude moyenne, c'est-à-dire qui ne dépasse pas une dépression barométrique de 65 centimètres, est précisément celle qui favorise le mieux la combustion respiratoire. En effet, d'après les expériences de Magnus, la solubilité normale de l'acide carbonique dans le serum est bien supérieure à celle de l'oxygène, mais celui-ci s'y trouve retenu par l'affinité des globules et des carbonates alcalins. Aussi, dit M. Jourdanet, les premiers degrés d'une dépression barométrique agiront-ils plus puissamment sur l'homme, pour soustraire l'acide carbonique du sang que pour le priver d'oxygène, et il nous paraît irrécusable, pour cette raison, que les habitants d'une altitude modérée se trouvent sous l'influence d'un oxygène plus actif, parce qu'il est plus dégagé des entraves que l'acide carbonique lui fournit sous la pression du niveau des mers. « Il se peut donc, poursuit M. Jourdanet, qu'une élévation modérée ne diminuant pas d'une manière sensible la densité de l'oxygène du sang, tandis qu'elle en soustrait une partie notable d'acide carbonique, agisse sur l'homme dans le sens d'une action tonique et fortifiante. Quant à la partie d'oxygène que son affinité permet de considérer comme retenue par l'action chimique, son dégagement du sang n'obéit à la dépression barométrique que lorsqu'elle approche de 60 centimètres. C'est donc à compter du voisinage de cette limite que la densité de l'oxygène du sang se trouve sérieusement diminuée, et c'est alors que l'anémie des altitudes commence. »

Le Mont-Dore et la Bourboule, comme on le sait, possèdent des colonnes atmosphériques qui oscillent entre 65 et 69 centimètres, elles seraient donc dans les meilleures conditions pour guérir l'anémie, qui, pour l'auteur distingué des *Recherches sur la pression de l'air*, est une conséquence naturelle du séjour sur une altitude considérable. La différence du niveau barométrique dans les deux stations, comme celle aussi de la minéralisation quantitative de leurs eaux, permettra de combiner des formules thérapeutiques en rapport avec le degré de la maladie et l'état de la constitution. Il est telle physionomie morbide, par exemple, qui réclamera l'atmosphère de l'une et les eaux de l'autre. Anémie périphérique et viscérale, chlorose, scrofule, phthisie, tuberculose ont rarement des contours bien limités, une entité indépendante.

A propos de l'altitude de nos montagnes, c'est à peine si nous croyons nécessaire de dissiper ici certaines objections, qui viennent d'ailleurs de personnes plutôt au courant des préjugés de la science que de ses progrès. On entend répéter que le séjour sur les grandes hauteurs expose à des congestions permanentes, et à de graves hémorrhagies. On oublie que pour les produire il faudrait un passage rapide des bas niveaux à des hauteurs considérables, comme c'est le cas pour les aéronautes; alors la transition peut être assez brusque pour que l'équilibre n'ait pu s'établir entre la tension des gaz intérieurs et les conditions nouvelles de la pression externe. Ce n'est point le cas pour ceux qui s'élèvent sur les monts, dans les conditions ordinaires de locomotion.

L'expérience est là : nous enregistrerons ses données avant d'en chercher l'explication. « Un fait curieux, dit Walshe, fait rapporté par Archibald Smith en 1840 dans le *Journal d'Edimbourg*, c'est que les personnes souffrant de graves hémoptysies, à Lima, s'en débarrassent en s'élevant à une hauteur de 14,000 pieds, hauteur à laquelle des personnes bien portantes risqueraient d'en acquérir. »

Ecoutons encore M. Jourdanet qui a exercé pendant au moins vingt années sur le plateau du Mexique : « La réalité du phénomène devient surtout manifeste par la rareté des crachements de sang, parmi le petit nombre de phthisiques dont la maladie a débuté sur les lieux mêmes. Quant aux tuberculeux des niveaux inférieurs ou provenant des pays étrangers qui viennent résider sur les hauts plateaux, ils n'offrent nullement l'occasion de remarquer en eux, un surcroît dans les phénomènes d'hémoptysie qu'ils avaient auparavant présentés. Le contraire est vrai le plus souvent. Leurs hémorrhagies se modèrent avec les autres symptômes du mal. » C'est ainsi que le témoignage de M. Jourdanet, à tant d'autres points si peu flatteur pour les hauts plateaux, vient, à quarante années de distance, corroborer celui d'Archibald Smith.

Tels sont les faits ; il ne s'agit plus de les contredire, il faut en chercher l'explication. Depuis Laënnec, on a répété que l'hémoptysie était toujours fille de la tuberculose ; nous n'irons pas aussi loin, car bien des observations établissent aujourd'hui qu'un rapport inverse s'établit quelquefois. Néanmoins, il faut reconnaître chez la plupart des personnes disposées à la phthisie, une fragilité particulière des tuniques vasculaires : cette fragilité, comme l'observe Williams, n'existe pas seulement dans les vaisseaux bronchiques et pulmonaires, elle s'est souvent traduite, dans les années qui précèdent la puberté, par des hémorrhagies nasales. Radcliffe Hall signale la dégénérescence graisseuse des vaisseaux : alors même que des tubercules n'existaient pas encore, elle avait déjà donné lieu à des hémorrhagies ; d'autre part, celles-ci paraissent se rattacher bien souvent à des dilatations anévrismales des branches de l'artère pulmonaire. Les docteurs Peacoch et Fearn ont appelé, les premiers, en Angleterre, l'attention médicale sur ce point. Rokitansky mentionne ces faits dans son *Anatomie pathologique*. Tout dernièrement, MM. Cotton, Quain, Moxon ont cité de nombreuses observations du même genre; mais c'est au docteur Rasmüssen, de Norwége, qu'appartient l'honneur d'avoir le mieux étudié ces formations anévrismales, déterminées par la destruction du parenchyme pulmonaire auprès d'une branche artérielle; celle-ci subit d'abord une ectasie, puis une dilatation dans le point où elle n'est plus soutenue ; enfin, si la pression circulatoire, par suite de l'obstruction des vaisseaux voisins ou de toute autre cause, augmente dans la branche variqueuse, elle se brisera, produisant ainsi une hémoptysie redoutable. A l'hôpital de Brompton, le docteur Powel a trouvé, douze fois sur quinze hémorrhagies mortelles, une rupture anévrismale. Les vaisseaux se rompraient donc chez les phthisiques, ou parce qu'ils ont dégénéré par défaut de nutrition, ou parce que, sains d'ailleurs mais privés de supports, ils éclatent en anévrismes sous la pression interne, comme dans le premier cas.

Passons maintenant aux causes immédiates de cette pression : elle est bien sous la dépendance de l'impulsion cardiaque et de la colonne sanguine mise en mouvement, mais sa cause la plus efficiente, celle qui fait contre-poids à la pression atmosphérique, doit résider dans les gaz dissous dans le sang, et c'est certainement à l'acide carbonique, formé par les oxydations vitales, qu'elle emprunte toute son énergie. Son exhalation par les voies pulmonaires et cutanées prouve déjà qu'il est soumis à une certaine tension. Celle-ci devrait augmenter en proportion de la raréfaction atmosphérique, d'où il suit qu'un brusque changement d'équilibre pourra produire des ruptures vasculaires, surtout quand les parois sont affaiblies. Et pourtant les faits établissent qu'il n'en est pas ainsi. Il faut donc admettre l'intervention de causes antagonistes. Quelles sont-elles? D'abord, dans la très-grande majorité des cas, le passage des bas niveaux aux grandes altitudes se fait lentement, et l'équilibre entre la pression interne et celle de l'atmosphère n'est pas détruit; secondement, les contractions du cœur, tout en augmentant de fréquence sur les hauts sommets, perdent considérablement de leur énergie : les poumons ne contiennent plus qu'un air raréfié; il les distend avec une pression moindre, et le cœur, pour lancer l'ondée sanguine, ne trouve dans le parenchyme pulmonaire qu'un point d'appui peu stable; ce dernier cèdera tout aussi bien sous le ventricule droit que sous le ventricule gauche : par suite, les gaz qui roulent avec le sang, verront leur tension diminuer de toute la force qu'a perdue le muscle cardiaque; de plus, leur exhalation à travers les membranes vésiculaires doit être facilitée de tout le poids qu'a perdu l'atmosphère; leur dégagement, constamment sollicité, diminuera la tension dans les branches de l'artère pulmonaire, et les ruptures dont elle pourrait être cause seront ainsi évitées par cette déplétion insensible, déplétion qui, manquant au montagnard descendu dans la plaine, lui cause un sentiment de malaise indéfinissable, et, lui faisant regretter son pays, lui donne la *nostalgie*. Une fois cette tension gazeuse diminuée ou abolie, on ne conçoit vraiment pas comment le sang pourrait rompre les vaisseaux qui le contiennent, surtout quand ils sont sains. Mais il en est tout autrement quand cette tension a vaincu subitement la pression atmosphérique.

Le rôle que nous attribuons ainsi à l'acide carbonique, est des plus importants, et personne encore, à l'exception de M. Jourdanet, n'avait songé à lui en cette occurrence. Comme ce distingué chercheur, nous pensons qu'il ne saurait être seulement un produit passif et excrémentitiel : un rôle actif lui est sans doute réservé, même à ce dernier titre. Comme M. Jourdanet, nous pensons que les bruits de souffle seraient impossibles sans son passage intermédiaire entre l'ondée sanguine et les parois vasculaires, et nous le croyons même chargé de conduire à sa fin l'une des fonctions les plus importantes de l'autre sexe, la période menstruelle. Ce serait pour la préparer qu'il disparaîtrait en partie de l'exhalation pulmonaire, comme l'ont constaté Andral et Gavarret, pendant les vingt-neuf jours qui la précèdent, sauf à y reparaître pendant la durée du flux, tout comme pendant la grossesse.

Il nous reste à considérer un autre ordre de phénomènes dont l'altitude exagère aussi le fonctionnement : nous voulons parler des mouvements de la cage thoracique et du poumon; ils ont aussi leur importance. Sur les hautes cimes, l'élasticité pulmonaire triomphera plus facilement d'une atmosphère amoindrie, et l'expiration sera plus complète. Cet acte, entièrement passif, n'a rien qui puisse favoriser la rupture des vaisseaux ; bien au contraire, les lobes et lobules seront d'autant mieux rapprochés, qu'il sera plus complet, et les divisions vasculaires ne seront que plus solidement appuyées ; l'inspiration, il est vrai, s'exagère aussi dans son ampleur, et l'espace, en s'élargissant autour des vaisseaux, les laisse plus exposés ; mais, à côté de ce désavantage vient se placer un correctif : l'inspiration, plus profonde, plus généralisée, fait entrer en jeu certaines parties du poumon habituellement peu actives, les sommets par exemple. Eux aussi solliciteront alors l'arrivée du sang ; « car, observe M. Sappey, le rapport intime des canaux qui apportent l'air avec les canaux qui apportent le sang, est un fait d'autant plus digne d'attention, qu'il est constant, invariable, non-seulement chez l'homme, mais chez tous les mammifères. Il a lieu non-seulement dans les lobes, mais aussi dans les lobules primitifs, jusqu'au moment où l'air et le sang se trouvent presque immédiatement en contact. »

Ainsi se trouverait écartée par cette dérivation propice, une des causes qui, d'après Hall, Williams, Rasmüssen président d'ordinaire aux hémorrhagies pulmonaires. La pression intra-vasculaire provoquée par oblitération ou appauvrissement circulatoire de plusieurs branches de l'artère pulmonaire, tendrait à disparaître des autres vaisseaux restés sains ou déjà malades.

C'est grâce à ce fonctionnement plus complet, à la vascularité plus impartiale qui le suit, que l'on peut expliquer l'élargissement rapide de la poitrine noté par bien des observateurs sur les hauts plateaux du Mexique et du Pérou, et que le docteur Armieux a constaté, même chez les infirmiers de l'hôpital militaire de Barrèges.

Il est encore une autre voie de dérivation, dont l'importance ne doit pas être négligée, d'autant plus qu'elle se produit instantanément sur une vaste surface, celle de l'enveloppe cutanée. Le sang et les gaz s'y portent naturellement par le fait de la dépression barométrique, et l'excitation qu'ils apportent empêche d'autant celle des organes internes. Le prurit dont la peau devient le siége chez les aéronautes et même les touristes alpins, sa pigmentation rapide et les érythèmes fréquents dont elle devient le siége, témoignent de la part plus active qu'elle prend à la circulation.

Pour toutes ces raisons, nous croyons donc, avec les auteurs que nous avons cités, que l'élévation graduelle sur les hauts plateaux n'offre pas, même pour les phthisiques, les dangers qu'on en avait redoutés. D'ailleurs nous partons des faits observés, et loin de les plier à nos théories, nous avons tout au contraire déduit leur interprétation rationnelle des circonstances mêmes où ils paraissent se produire. D'ailleurs tous les phénomènes liés à la dépression barométrique semblent inséparables l'un de l'autre et s'évoquer, comme on peut le voir, mutuellement et tour à tour.

En outre de l'heureuse influence de l'altitude, des larges espaces et de l'air aromatisé par les sapins, on peut demander encore au climat de montagnes d'autres effets salutaires, plus mystérieux, il est vrai, mais peut-être aussi certains. L'été sur les hautes cimes, c'est bien souvent le printemps de la plaine; le soleil n'est guère torride que pendant quelques heures : le reste de la journée s'écoule dans une atmosphère printanière ou automnale. Des esprits investigateurs, Bayle, entre autres, ont remarqué que c'était pendant l'été que les maladies de poitrine prenaient leur recrudescence et bien souvent arrivaient au terme fatal. L'automne fut plutôt décrié par les poètes que par les médecins. De son côté, Waldenburg observe que les animaux soumis aux inoculations, quand ils ne succombaient pas, guérissaient au printemps : ils semblaient puiser dans les herbes fraîches et nouvelles comme une autre sève vitale.

Mais pourquoi n'en serait-il pas réellement ainsi ? Plus près de la nature, les animaux conservent encore avec le règne végétal des connexions intimes ; ils semblent rajeunir aux époques mêmes où les bourgeons renaissent, où la feuille nouvelle tremble et verdit, auprès des feuilles caduques et desséchées : leur poil terni se détache pour faire place à une robe fraîche et reluisante. Des phénomènes d'ordre pareil, viendront renouveler silencieusement la trame organique dans les organes internes ; les produits dégénérés seront, à l'occasion des herbes fraîches et dépuratives, rejetés par le tube intestinal, racines et radicelles de sa vie végétative, que l'animal porte retournées au dedans de lui : dans ses lymphatiques comme dans les vaisseaux laticifères de la plante, viendront dès ce moment circuler des sucs renouvelés : c'est ainsi qu'il semble ressaisir la vie. Malgré l'intervalle immense qui sépare aujourd'hui l'homme des animaux, malgré les ressources de toutes sortes dont la civilisation a doté sa faiblesse, nous ne pensons pas que les liens qui le rattachèrent jadis plus intimement qu'aujourd'hui au réveil de la végétation, soient tout à fait rompus. Il en peut rester quelques traces. On a vanté de tout temps l'influence salutaire d'une atmosphère tempérée, des herbes dépuratives et des primeurs : bien longtemps avant les dames de la halle, Boërhaave avait recommandé les sucs de cresson contre la phthisie, et nous remarquons encore, à la lecture des expériences de Waldenburg, que les tubercules et les désordres pulmonaires étaient bien souvent en proportion inverse de ceux du tube digestif : de plus la géographie médicale indiquerait une décroissance notable des affections de poitrine là où sévissent d'ordinaire les affections abdominales, et c'est souvent le cas sur la montagne, comme l'indique M. Jourdanet pour le plateau du Mexique, comme l'indiquent les médecins qui pratiquent dans les Alpes. En somme, l'air et la végétation alpines, la nature printanière, sembleraient favoriser de préférence les phénomènes d'oxydation respiratoire, que la pesanteur atmosphérique des plaines, la maturité estivale affaibliraient au contraire.

Mais si les hautes cimes viennent justement convier à leur salutaire aération la poitrine exsangue des phthisiques, serait-ce, d'autre part, un excès de prudence que d'en éloigner d'autres malades ? Nous voulons parler de ces personnes qu'une anomalie du cœur, et surtout des parties gauches, ne semble mettre à l'abri de la phthisie que pour leur ménager d'autres souffrances. Chez eux, le sang imparfaitement chassé dans la grande circulation, engorge les organes intra-thoraciques. Les poumons mal distendus par l'air raréfié ne fourniront pas à la systole ventriculaire des points d'appui assez résistants, et le cœur palpite en vains efforts, comme racontent les touristes alpins et les aéronautes. Ces malades ne trouveraient-ils pas, au contraire, sur les plages fatales à Laënnec, à un niveau où l'air est condensé par sa pesanteur, ce point d'appui qui sur la montagne fait défaut dans les cellules pulmonaires ? L'air comprimé chasserait de leurs poumons le sang qui les engorge, prêterait un point d'appui pour les contractions cardiaques et leur permettrait d'opérer en quelque sorte une saignée intra-thoracique, au profit de l'ondée aortique ; la force propulsive des ventricules augmenterait également à droite comme à gauche.

Nous avons pu constater sur nous-même cette gêne cardiaque pendant notre séjour à la montagne : certainement indépendante de l'usage des eaux, elle peut être exagérée par elles. Et pourtant nous n'avons jamais pratiqué sur nous cette balnéation perturbatrice, qui seule, d'après M. Choussy, pourrait agir sur les gros vaisseaux, tandis que l'eau ingérée limiterait son influence au réseau capillaire. C'est précisément le contraire que nous avons observé sur nous et sur les malades : aussi croyons-nous que l'eau agit dans le même sens que la diminution barométrique en stimulant les contractions du cœur devenues nerveuses et incomplètes. A ce double titre, nous n'hésitons pas à regarder le séjour et les thermes de la Bourboule, comme dangereux dans la plupart des lésions organiques du centre circulatoire. Telle est à peu près l'opinion de Bertin et celle encore de M. Péter, dans ses excellentes cliniques, à propos de l'influence sédative de l'atmosphère marine dans les affections cardiaques.

DEUXIÈME PARTIE

Scrofule, Phthisie, Tuberculose. — L'enfance à la Bourboule.
Application des Eaux.

CHAPITRE PREMIER.

Les traditions de la Bourboule. — Rapports de la scrofule et de la phthisie. — Historique de la tuberculose.

Dans nos recherches précédentes, nous avons suggéré, au risque de passer pour téméraire, que l'arsenic et les eaux de la Bourboule étaient appelés à jouer un rôle important dans la thérapeutique contemporaine. Un grand nombre des affections, aujourd'hui régnantes, correspondent à leur vertu médicatrice ; elles sont de celles que la Bourboule peut guérir. En énumérant les effets physiologiques des eaux, nous nous sommes efforcé d'entrevoir leur mode d'action et d'assister au conflit du médicament avec l'organisme sain. Il nous reste à examiner leur dynamisme thérapeutique sur l'organisme malade. Nous espérons démontrer que le principe actif suit dans l'un et l'autre cas, une marche à peu près identique. Il pénètre par les mêmes voies, affecte les mêmes organes, et nécessairement mis en présence de manifestations morbides, il les attaque, soit qu'il agisse contrairement à elles, et paralyse ainsi leur évolution, soit qu'il substitue une maladie artificielle, éphémère comme sa présence, à celle qui tendait à s'enraciner. Nous croyons sincèrement à la réalité de ces deux modes de guérison : l'un n'exclut pas l'autre : Galien et Paracelse peuvent avoir raison, chacun à son heure : le bon sens et l'expérience le démontrent. En thérapeutique, il n'y aura jamais de principe immuable et exclusif, l'esprit de système n'y pourrait mener qu'à l'erreur.

Nous avons vu, d'après les données physiologiques, l'eau de la Bourboule manifester son électivité pour le système nerveux, les fonctions digestives et désassimilatrices. A ces dernières, nous rattachons l'élimination rénale et cutanée ; leur influence sur les voies respiratoires, exagérée peut-être par les radicaux de la station, nous paraît bien difficile à séparer des circonstances accessoires, telles que l'altitude, les forêts résineuses. Est-il besoin de rappeler ici, à propos de la térébenthine des sapins, l'opinion du distingué docteur Hameau, opinion reproduite par Walshe? D'après lui, l'air déphlogistiqué s'insinuerait dans les poumons avec des propriétés sédatives empruntées aux balsamiques émanations des conifères. Notre collègue cite à l'appui de son opinion, bon nombre de faits tirés d'une longue expérience. Nous croyons qu'on peut les accepter, sans mettre à l'écart l'action modificatrice de l'arsenic sur les ulcérations pulmonaires et laryngées. C'est tant mieux pour les stations du Mont-Dore et de la Bourboule, si les qualités de l'atmosphère viennent s'ajouter aux vertus des eaux. Notre intention n'est pas d'affaiblir les unes au profit des autres ; nous reconnaissons à l'arsenic un rôle important dans les affections de la poitrine : son utilité dans l'asthme essentiel et surtout dans l'asthme nerveux est hors de doute, et dans ce dernier, dit Waldenburg : « aucune médication interne ne saurait le remplacer. » Avant tout, nous tenons à éviter un enthousiasme exagéré qui ferait dépasser le but.

Pour bien connaître les applications d'une eau minérale, il faut, avons-nous dit, consulter et les expériences de la physiologie et celles de la tradition. Nous avons suffisamment insisté sur les premières. Et la tradition, que nous a-t-elle transmis ? Beaucoup de choses en peu de mots : « On guérissait à la Bourboule beaucoup d'affections qui avaient résisté à tous les autres traitements. » C'est déjà nommer la scrofule. « Chez les scrofuleux, dit M. Bouchut, c'est la langueur du mouvement nutritif et de l'échange des parties en circulation, qui donnent à leurs maladies ce caractère de chronicité qui les distingue entre toutes. » Ce sont des malades de cette classe qui ont fondé la réputation de la Bourboule. Dire où commence et finit le terrain scrofuleux, est chose ardue, dans l'état actuel de la science. Cette constitution morbide, si souvent confondue avec la phthisie, ne se laisse bien souvent reconnaître que par tel ou tel symptôme. On est scrofuleux à bien des degrés, s'il faut compter depuis la simple engelure, *scrofulide légère* de M. Bazin, jusqu'à la phthisie tuberculeuse, *scrofule viscérale* de Rilliet et Barthès, jusqu'au cancer, *scrofule de l'âge avancé*, d'après les médecins italiens, Concato et Cantani. Dirons-nous avec Lugol que cette affection est toujours héréditaire, avec le professeur Hébra, qu'elle est à peu près toujours une *syphilis ultime et transformée?* Toutes ces opinions, pour différent que soit leur point de départ, convergent vers une même fin, la perversion du mouvement nutritif. Ces trois expressions morbides, syphilis, scrofule, tuberculose, ont chacune sa physionomie bien distincte, peuvent souvent exister indépendamment de toute filiation, mais il est nombre de cas bien observés où la transition de l'une à l'autre, de la syphilis à la scrofule, et de celle-ci à la phthisie, est chose désormais incontestée : dans ces cas, comme pour Darwin, *l'espèce ferait place à la variété.*

Seule spécifique et peut-être incurable, la syphilis est bien souvent le germe de la scrofule héréditaire, et la scrofule qui reconnaît elle-même bien d'autres causes, se rattache par des liens encore plus étroits avec la phthisie. Pendant des siècles, elle est restée confondue avec la tuberculose elle-même. Le domaine de l'une fut souvent usurpé par l'autre, et de nos jours encore, c'est à peine si le tact le plus délicat du praticien, si le regard le plus scrutateur du micrographe, peuvent sans errer, suivre dans leur dédale nosographique, les pas malfaisants de ces sœurs rivales. Hirsch, dans sa *Géographie pathologique*, établit par de nombreux exemples, que les deux maladies s'associent le plus souvent, pour ravager les mêmes contrées et disparaître également ensemble. Si nous fouillons l'histoire de la médecine, nous voyons que jusqu'à nos jours, scrofule, phthisie, tuberculose, furent rarement séparées.

Cependant, il faut s'entendre : « Rien, a dit Bayle, n'est plus puissant que l'influence du langage, dans les sciences qui, comme la médecine, offrent des applications pratiques. » Pour nous, comme pour bien d'autres, sinon pour tous, la *phthisie pulmonaire* exprime un anéantissement progressif des organes de la respiration, elle s'accompagne d'amaigrissement continu, amène la disparition des forces, devient la *consomption*. Le plus souvent, elle débute par une pneumonie de mauvaise nature, qui se résout mal et laisse après soi des produits nécrobiosés, c'est la *pneumonie caséeuse*. La phthisie ainsi engendrée, sera la *phthisie inflammatoire*, elle peut conduire au terme fatal, indépendamment de tout autre procès morbide, mais bien souvent, elle se complique d'une autre phthisie, la seule qu'admettait Laënnec : la *phthisie tuberculeuse*. De là, cette proposition de Niemeyer, trop souvent regardée comme un pléonasme paradoxal : « *Le pis pour un phthisique, c'est de devenir tuberculeux.* » A côté des produits en régression et peut-être toujours sous leur influence, est apparue une *néoplasie lymphatique*, destinée fatalement à subir, elle aussi, après une existence éphémère, une régression fibreuse, crétacée, ou autre encore, et même la nécrobiose.

La connaissance du tubercule est assez récente, longtemps il passa de tous inaperçu, dans l'évolution de la phthisie, mais celle-ci, depuis Hippocrate, avait noté la scrofule parmi ses phases précursives.

Le père de la médecine décrit quatre sortes de phthisie : 1° celle qui succède à la pneumonie qui se résout mal, notre pneumonie caséeuse ; 2° celle qui suit une hémorrhagie veineuse ; 3° celle qu'amènent les affections purulentes de la plèvre ; 4° La phthisie *phimateuse*. Le grec φυματα, traduit improprement en latin par *tubercule*, a fait croire qu'Hippocrate avait distingué cette néoplasie. Mais ce mot, comme on peut s'en convaincre en plusieurs passages de ses écrits, signifie simplement des *abcès circonscrits* ; le mot *phymie*, comme synonyme de tuberculose, serait donc impropre. Hippocrate décrit ces abcès avec les mêmes termes, dans la plèvre, les amygdales, et conseille de les ouvrir : il les nomme ainsi dans la vessie, l'urèthre, le palais, etc. Bien mieux, il signale les tumeurs scrofuleuses, χοιραδες, décrit leur fonte purulente et la phthisie qui souvent l'accompagne.

Celse et Arétée ne voient dans la phthisie qu'une collection de pus, mais Arétée a très-bien saisi l'influence souvent phthisiogène des hémoptysies. Galien ne voit dans les phymatoses d'Hippocrate que des abcès « *crus* ou *ramollis* » ce qui n'a rien à faire avec les expressions pareilles appliquées de nos jours à la tuberculose. C'est une simple coïncidence de noms et de phases morbides, sur des êtres bien différents.

Les médecins arabes, tels que Rhazès et Maimonides, regardent la phthisie comme une putréfaction pulmonaire ; des crachements de sang, des lésions traumatiques peuvent amener la phthisie. Les éditeurs du Talmud, vers 500, ne pensèrent pas à appliquer à l'homme, les précieuses découvertes de l'anatomie pathologique, sur les animaux de boucherie, dont la chair réputée malsaine, était interdite par le livre sacré. D'ailleurs, ils se bornaient à prohiber la viande des animaux dont l'intérieur offrait des ulcérations, des abcès perforants. Ils permettaient l'usage de ceux où l'on ne trouvait que des tumeurs plus ou moins dures, *Kundi* et *Tinari*. La description que Maimonides nous en a laissée, jointe aux commentaires érudits du professeur Gaon de Bagdad, et de notre savant Raschi, montre que le Talmud avait eu sous les yeux, la *pommelière* des bêtes à cornes, affection bien ressemblante à la tuberculose de l'homme, mais il n'en avait pas saisi la gravité, et Maimonides lui-même n'avait pas su que ces tumeurs allaient s'ulcérer et mener à la phthisie. Les livres arabes ne parlent pas des phymatoses d'Hippocrate.

Au XVIe siècle, le célèbre médecin italien Alessandro Benedetti, ne fait que répéter, comme tout le moyen-âge, les vieilles maximes.

C'est au XVIIe siècle, que Sylvius de la Boé, professeur à Lyon, découvre réellement le tubercule, mais il le confond avec les manifestations scrofuleuses : de même firent Willis et Bonnet. Manget, médecin du grand-électeur du Brandebourg, aperçoit la tuberculose miliaire généralisée, mais tout cela, c'est de la scrofule, pour lui.

Pour Morton également, le tubercule n'est qu'une manifestation scrofuleuse.

Mead, Van-Swieten et Sauvages, voient dans le tubercule, des glandes indurées.

Morgagni a bien quelques doutes, mais il n'ose se prononcer.

Thomas Reid, en 1785, sépare le premier la tuberculose d'avec la scrofule.

Cullen les réunit de nouveau, de même Kortum, Beaume et Hufeland.

Baillie sépare nettement les tubercules miliaires, d'avec les glandes; toutefois, il admet leur origine scrofuleuse.

Portal croit que la scrofule est une cause fréquente de phthisie, mais elle ne serait pas la seule.

Vetter, prosecteur à Vienne, décrit la pneumonie caséeuse et la phthisie qu'elle peut amener à sa suite, mais il évite de confondre cette phthisie avec celle qui est propre au tubercule, et il est bien éloigné d'attribuer à celui-ci une origine scrofuleuse.

C'est à peine si Bayle parle de la scrofule, mais c'est pour dire que l'affection tuberculeuse reste sous sa dépendance.

Après lui, apparaît la gigantesque figure de Laënnec; l'inventeur de l'auscultation construit d'un seul bloc un édifice immense; les flots inquiets et pressés de la science contemporaine viennent bien parfois, à la marée montante, insulter à la base du monument, pour se retirer ensuite, jetant çà et là, du sable et des dépôts calcaires; d'ailleurs, les sommets et les voûtes résistent et l'oreille écoute toujours dans cette direction. Pour Laënnec, la matière caséeuse trahit toujours le tubercule, aussi les scrofules ne sont-elles que des ganglions devenus tuberculeux.

Pour Broussais, c'est la *phlogose blanche* des lymphatiques qui engendre tubercule et matière caséeuse, choses identiques.

Gendrin ne voit dans la phthisie qu'une sorte de scrofule.

Pour Andral, comme pour Bayle et Laënnec, l'ombre de la tuberculose couvre celle de la scrofule, cependant pour Bayle, la scrofule était le point de départ, avons-nous dit.

Louis laisse scrofule et tubercules, continuer de vivre ensemble.

De France, passons en Allemagne : celle-ci n'avait pas cessé d'appeler scrofule ce que la France depuis Bayle appelait matière tuberculeuse. Ainsi firent Meckel, Neumann et Hufeland. Neumann écrivait en 1822.

Cependant, Schœnlein distingue la scrofule qui a son siége dans les ganglions, d'avec la tuberculose *néoplasie*. Mais Canstatt revient en arrière : scrofule et tuberculose ont un produit commun : la matière caséeuse, donc elles sont la même chose.

Pour Rokitansky, scrofule et tuberculose sont la même image d'une constitution dyscrasique.

Engel regarde l'infiltration tuberculeuse comme un produit de la scrofule ; il indique nettement les causes de la caséification : c'est un manque de liquide, une pression exercée sur l'exsudat, en amenant la déperdition du liquide, qui peut conduire à la caséification.

En Angleterre, Addison précède les découvertes de Conheim : « Les cellules épithéliales et le pus émanent de globules blancs ; » multipliées et anormales, elles constituent le tubercule.

Clark confond scrofule et tuberculose.

Avec Lebert, commencent les recherches micrographiques. Il voit pour la tuberculose, un élément caractéristique, *le corpuscule tuberculeux*. A l'instar de la syphilis, la scrofule n'a point de forme anatomique, mais elle montre une prédilection pour les ganglions superficiels. La matière caséeuse est propre au tubercule, et quand elle se montre dans les ganglions hantés par la scrofule, c'est que cette dernière a donné rendez-vous à la tuberculose.

Reinhardt vient, en 1847, démontrer que les corpuscules tuberculeux de Lebert n'avaient rien de spécifique, puisqu'on les rencontre dans le pus. Le tubercule jaune n'est que du pus métamorphosé, les cellules en se ratatinant ont perdu contours et noyaux. Le pus en s'épaississant, ressemblerait à du fromage solide.

Virchow montre que la matière dite « tuberculeuse » peut se rencontrer même dans les fontes cancéreuses. C'est un produit régressif caséeux, commun à tous les tissus en voie de métamorphose nécrobiotique. Mais il existe réellement un néoplasme, qui ne se transforme que bien ultérieurement en substance caséeuse et c'est : « le *tubercule miliaire gris*, de Bayle et Laënnec. » La caséification peut atteindre tous les produits pathologiques : abcès froids, hyperplasies ganglionnaires, hétéroplasies peuvent également donner lieu à des produits caséeux. Les tubercules miliaires gris sont des lymphomes hétéroplasiques, analogues aux glandes lymphatiques hyperplasiées. Leurs éléments se dissolvent assez vite, pour subir la régression caséeuse. C'est grâce à ce double trait de ressemblance que, pendant des siècles, on a persisté à confondre la scrofule et la néoplasie tuberculeuse, c'est-à-dire, l'hypertrophie lymphatique et le lymphome hétéroplasique. La constitution scrofuleuse est acquise ou héréditaire ; elle est caractérisée par une grande vulnérabilité des organes, une médiocre tendance vers la guérison, quand ils sont lésés. Elle serait due à une conformation défectueuse des ganglions en telle région du corps, le cou, la poitrine ou l'abdomen ; de là, « des scrofules partielles. »

Les vues de Virchow ont été appliquées à la pathologie par Niemeyer ; pour lui, deux classes de phthisie : 1° la *phthisie* par *pneumonie*, croupeuse, catarrhale aiguë, et surtout catarrhale chronique ; elle est la plus commune ; 2° la *phthisie tuberculeuse ;* rarement simple, celle-ci sera le plus souvent une complication, une création de la pneumonie caséeuse, de la phthisie pneumonique, de là son axiôme : « Le pis pour un phthisique est de devenir tuberculeux. » Pour Niemeyer, la scrofule prédispose singulièrement à la pneumonie caséeuse et aux tubercules.

D'Allemagne rentrons en France ; nous y trouverons Cruveilhier : scrofule et tuberculose sont identiques. Pour lui, comme pour Lugol, la matière tuberculeuse « est la signature anatomique de la scrofule. »

Robin et Lorain décrivent en face de la tuberculose, une maladie également généralisée, mais dont les nodules caractéristiques n'offriraient ni l'aspect caséeux, ni les corpuscules tuberculeux. A côté d'eux, *les ganglions restent sains*. Ils appelèrent ces nodules : *granulations grises.*

Partant des mêmes principes, Empis créa la granulie ; Virchow admet comme Laënnec, qu'il est dans la nature de la nodosité grise de devenir jaune et caséeuse, c'est l'inverse pour Empis. La granulation offre une grande tendance à guérir, en devenant fibreuse ; si parfois elle passe à l'état caséeux, c'est par l'effet d'une complication tuberculeuse, comme c'est un fait possible pour tout produit pathologique. En somme, dans la granulie d'Empis, nous voyons simplement la granulation miliaire qui ne passe pas à l'état caséeux, qui guérirait. Bayle, ce nous semble, avait entrevu des granulations de cet ordre.

Telle est, en résumé, l'histoire de la tuberculose; on a pu remarquer ses connexités nombreuses avec la scrofule, et il faut bien avouer que la matière caséeuse les lie bien intimement l'une à l'autre.

Avant Laënnec, on appelait scrofule, tout ce qui était ou pouvait devenir caséeux; après lui, jusqu'à Virchow, l'expression de matière tuberculeuse ou même de tubercule, servit à désigner tout ce qui est d'apparence caséeuse. Certes, il serait téméraire de penser qu'une pareille confusion n'existait pas de fait, et pouvait naître dans l'esprit d'observateurs aussi sagaces. Sans doute, les phénomènes étaient moins tranchés que les mots qui prononçaient sur leur nature, car les deux affections dont ils relèvent, sont parfois profondément enchevêtrées, et l'une est bien souvent la larve de l'autre, mais encore faut-il les distinguer; car, d'une part, le tubercule miliaire gris offre un moment pathologique d'un type presqu'aussi net que celui de la cellule cancéreuse, et, d'autre part, la scrofule présente un ensemble de phénomènes assez complexe, des origines à tort ou à raison si multipliées, qu'on pourrait la regarder comme un vrai Protée. Ses causes efficientes peuvent, il est vrai, se ramener le plus souvent au manque d'espace, d'air et de lumière, bien mieux qu'aux injures de l'alimentation, et c'est d'elle qu'on pourrait dire, au contraire, des anciens rois d'Espagne « que le soleil ne resta guère levé sur son empire. »

La scrofule joue donc un bien grand rôle dans l'évocation du néoplasme tuberculeux, mais ce n'est pourtant pas un privilége absolu pour elle, et les découvertes apportées par la méthode expérimentale ne laissent plus de doute à cet égard. Cette méthode est venue, en ces dernières années, nous apprendre des faits bien inattendus sur la tuberculose. Ce fut un vrai triomphe pour ceux qui l'avaient instituée, et jamais la curiosité médicale ne fut plus vivement éveillée, que le jour où l'inoculabilité du tubercule fut mise hors de doute.

CHAPITRE II.

Les inoculations expérimentales. — Rôle de la matière caséeuse. — La néoplasie tuberculeuse et les grandes cellules. — Conditions de sa genèse.

C'est Villemin qui, le premier, a su tirer des inoculations tuberculeuses, d'importants résultats ; elle lui doit l'éclat dont elle a joui, aussi passe-t-il pour l'avoir inaugurée. Néanmoins, le plus ancien des expérimentateurs fut Kortum. Bordeu, Charmetton avaient dit que la scrofule était probablement contagieuse et transmissible. Macbride déclarait que la nourrice pouvait la communiquer au nourrisson. Pour s'en assurer, Kortum fit sur deux enfants des essais d'inoculation qui, heureusement pour eux, restèrent sans résultat. Les tentatives d'Hébréard, Salmade et Lepelletier sur des animaux, furent également infructueuses. On sait que Laënnec se fit une blessure anatomique en recherchant des tubercules vertébraux. Un nodule fort analogue au tubercule cru, se produisit ; il le cautérisa au beurre d'antimoine et se crut guéri. Une vingtaine d'années après, il mourait phthisique. Un intervalle de temps aussi long ne permet guère d'établir un rapport entre l'inoculation tuberculeuse et sa mort. Cependant, il est bien admis que la phthisie, tout comme la syphilis, peut sommeiller longtemps.

Cruveilhier avait vu des tubercules survenir après les injections de mercure, dans les artères et les veines des chiens en expérience.

Sevell, Richard Vines, Erdt firent naître chez les solipèdes, l'affection morveuse, par l'inoculation de divers produits pathologiques de l'homme; de même Renault et Bouley. Panum refit et confirma les expériences de Cruveilhier; mais c'est à Villemin qu'appartient l'honneur d'avoir le premier inoculé directement la tuberculose aux animaux. Il vint à conclure que c'était une affection spécifique, virulente, analogue à la petite vérole, la scarlatine, la syphilis, à la morve surtout. Elle sera inoculable, contagieuse, épidémique par l'air qui porte les molécules virulentes. Le produit de l'inoculation, est le plus sûr criterium, sur la nature tuberculeuse de la matière inoculée. Quand il n'y a pas genèse de tubercules, après l'inoculation de pus tiré d'un ganglion, c'est que ce dernier n'était que strumeux. Si des tubercules ont suivi, le ganglion, point de départ, était bien tuberculeux. Villemin ne se doutait pas qu'il tournait dans un cercle vicieux, et faisait une pétition de principe. Aussi vint-il à ranger dans le domaine du tubercule, non-seulement la pneumonie caséeuse et bien d'innocents ganglions, mais encore l'affection des bêtes à cornes connue sous le nom de *pommelière*, sarcome lymphatique pour Virchow : car de telles inoculations produisaient du tubercule chez la plupart des lapins en expérience.

Les expériences de Villemin entraînèrent beaucoup d'imitateurs; nous citerons Lebert et Wyss, qui déclarèrent au contraire que le tubercule n'avait rien de spécifique : « c'était un simple produit d'inflammation. »

De même fit Knauff. En Angleterre, Clarck avance que le tubercule gris peut suivre l'inoculation de matière non tuberculeuse.

Simon et Sanderson le virent naître après des injections de pus, des applications traumatiques.

Hérard et Cornil, après quelques expériences, crurent d'abord que le tubercule seul pouvait engendrer le tubercule; plus tard, ils accordèrent le même pouvoir à la matière caséeuse.

Colin nia l'analogie admise par Villemin, entre les maladies contagieuses et la tuberculose. Il accordait au tubercule une grande tendance à se multiplier, même après être resté fort longtemps dans l'économie, à l'état latent; mais pour lui, comme pour Villemin, tout tubercule, résultat de l'inoculation, accusait nécessairement la présence d'un tubercule dans la matière inoculée.

Béhier obtint des tubercules en injectant de la graisse dans les veines auriculaires d'un lapin.

Pidoux et Paul n'obtinrent que des résultats négatifs. Empis ne trouva point sa granulie dans les lapins qu'il avait inoculés, bien qu'il aperçût des granulations de toutes sortes.

Feltz, de Strasbourg, ne vit que des embolies.

En Italie, Verga et Biffi à Milan, trouvèrent constamment des tubercules. De même Mantegazza à Pavie. Après l'examen de 150 cas, Bizzozero vint à la conclusion que le tubercule pouvait se former également, et des épithelium des vaisseaux et du tissu conjonctif.

En Russie, le professeur Pétroff de Kasan, obtint un résultat fort intéressant : il prit dans les poumons d'un phthisique des débris de nodules miliaires mêlés de substance caséeuse, les réduisit en fines particules dans de l'eau distillée, et injecta ce mélange avec la seringue de Pravaz, dans les cavités pleurales d'un cochon de mer. L'animal mourut 20 jours après, très-amaigri. Des granulations miliaires, se rencontrèrent sur le péricarde, dans les poumons, le foie, etc. Dans le poumon, certains vaisseaux *étaient obstrués* par des *globules rouges ; autour des bronches et des vaisseaux se trouvaient quantité de nodules,* formés par des cellules rondes. Celles-ci dans le foie avaient occasionné l'atrophie des cellules propres de l'organe, et le tissu cellulaire avait disparu à leur périphérie. Cette observation est assez curieuse, parce qu'elle renferme toutes les phases évolutives du lymphome tuberculeux, depuis l'infarctus dans les vaisseaux, l'issue des globules blancs jusqu'à la *disparition du tissu conjonctif.* En décrivant l'histogénèse de la néoplasie tuberculeuse, nous verrons que les choses se passent à peu près comme le professeur de Kasan les a vues, dans les différentes étapes de son observation.

En Angleterre, Wilson Fox répéta 129 fois les expériences de Sanderson, et l'examen microscopique des tubercules produits artificiellement par nombre de substances, lui révéla leur identité parfaite avec ceux de la tuberculose miliaire chez l'homme. On était déjà bien loin du critérium spécifique de Villemin.

Après de longues séries d'expériences (104), Waldenburg, de Berlin, vint affirmer aussi que le tubercule apparaissait à la suite des inoculations les plus diverses. De longues macérations dans l'esprit de vin n'enlevaient pas aux substances employées leur pouvoir tuberculisateur ; de plus, le carmin et le bleu d'aniline mêlés à l'inoculation, se retrouvaient fort souvent dans le lymphome tuberculeux. Il faut donc laisser de côté le virus admis par Villemin et voir dans la tuberculisation artificielle, une genèse mécanique d'autant plus active que la substance erratique sera plus divisée, produira moins de réaction locale, et laissera vivre l'animal plus longtemps. L'apparition de tubercules est des plus rares après l'inoculation carcinomateuse, sans doute, parce que les grosses cellules du cancer ne sauraient passer par des voies trop étroites pour elles. Elle n'a pas lieu quand la réaction locale est grande, quand des abcès volumineux se forment au point touché. Nous ne pouvons nous empêcher de noter ici un rapprochement entre la genèse de la tuberculose et les phénomènes de la dualité syphilitique. Le « chancre infectant » affirme d'ordinaire son originalité par une absence de réaction locale, tandis qu'il retentit au loin sur l'économie. Le « chancre mou » s'annonce par un cortége inflammatoire douloureux, redouté seulement des novices, car les relaps savent bien comme l'école italienne, que la vérole s'ouvrira une porte de sortie, par le premier ganglion du voisinage. Les partisans de l'unité de virus ne seraient-ils pas fondés à dire, que le poison syphilitique, comme le véhicule tuberculeux, se ferment les portes d'entrée, quand ils déterminent une réaction locale trop vive, tandis qu'ils se glisseraient sûrement dans l'organisme, quand la douleur n'a pas éveillé sa méfiance, et que celle-ci n'a pas appelé la congestion pour dresser une barrière. Il en est de même pour la vaccine. En un mot, tous ces poisons organiques, ces modificateurs à trace presque indélébile, ne pourraient arriver sur leur champ d'action qu'à petite dose et à la sourdine, sinon, il y aura fausse vaccine, fausse vérole, fausse phthisie. Des abcès simples, restent à la porte d'entrée comme des assiégeants désarmés. La fausse incubation, au lieu de se prolonger comme l'autre durant quelques semaines, perd patience, après quelques jours d'embuscade.

Revenons à l'inoculation tuberculeuse : mou, dans sa période initiale, le tubercule durcirait insensiblement, et la granulation fibro-cartilagineuse serait un mode de guérison. Les tubercules gris jaunissent et s'opacifient d'autant plus vite qu'ils sont plus agglomérés. Les affections caséeuses, abcès et pneumonies, sont assez fréquentes chez les rongeurs, les ruminants et les solipèdes; par contre, le tubercule miliaire gris ne se rencontre que fort exceptionnellement. C'est encore là une raison de plus pour distinguer le néoplasme d'avec la matière caséeuse. Celle-ci serait la plus fréquente chez les animaux qui boivent peu.

La plupart des expérimentateurs qui ont voulu élucider les voies de l'inoculation, conviennent que les résultats sont d'autant plus certains que les agents sont plus ténus, plus finement divisés. Waldenburg, disons-nous, a pu suivre, en les colorant par le carmin et le bleu d'aniline, jusque dans le tubercule même, les parcelles introduites; et bien mieux, de simples injections d'aniline ont produit la tuberculose, et il en a conclu que bien des substances étrangères à l'organisme, pourraient faire ainsi. Cette assertion nous semble hasardée, car toutes ces substances ont dû produire une irritation locale, et celle-ci former du pus caséeux. Introduit dans la circulation, ce pus déterminerait alors ces migrations de cellules, signalées par Andral dans les lymphatiques du mésentère et du poumon, par Cruvelhier dans ceux de l'utérus, au voisinage de foyers morbides.

Les tubercules siégent de préférence sur les parois des vaisseaux, surtout aux points de bifurcation ; la matière caséeuse peut bien évoquer une irritation, et la stase consécutive amènera la sortie des globules blancs, tout comme les a vus sortir Conheim, quand il irritait le mésentère.

Rokitansky décrit même des tubercules hémorrhagiques, c'est-à-dire, des tubercules dans lesquels une transudation d'hématies s'ajouterait à la néoplasie lymphatique.

Schüppel, de Tubingue, a vu des tubercules se former par voie embolique dans les vaisseaux du foie, aux dépens des corpuscules lymphatiques, des globules blancs. Tout près d'eux se formeraient, et à leurs dépens, quelques cellules embryonnaires plus ou moins grandes. La prolifération de celles-ci engorge et distend les capillaires, provoque l'atrophie des cellules hépatiques, et représente désormais un nodule tuberculeux qui, selon les circonstances, subira telle ou telle phase de transformation. Schüppel admet aussi que les corpuscules blancs puissent s'échapper des vaisseaux et engendrer dans la tunique adventice ou même tout à fait en dehors d'elle des produits tuberculeux.

En résumé, les conquêtes de la pathologie expérimentale établissent d'une façon péremptoire la possibilité d'une genèse tuberculeuse, après l'introduction des substances les plus diverses, tubercules, pus, sang, séton, bleu d'aniline, etc. Deux opinions principales se trouvent en présence pour expliquer ces faits incontestables. Toutes deux posent en principe la résorption de matières étrangères à l'organisme et provoquant ainsi l'évolution tuberculeuse ; mais tandis que la plus ancienne, représentée par Conheim, entre autres, invoque non-seulement une irritation locale, mais encore la formation de pus caséeux intermédiaire à l'apparition des tubercules, l'autre opinion, mise en avant par Waldenburg, admet que les particules finement divisées de toute substance peuvent, en s'introduisant dans les vaisseaux, déterminer le processus tuberculeux, d'une façon directe, immédiate, sans l'entremise indispensable du pus caséeux. Cette dernière hypothèse nous paraît moins fondée que l'autre. Son auteur n'est pas d'ailleurs bien rassuré sur l'absence possible d'une irritation locale, et s'il en était ainsi, le tubercule aurait un champ illimité; tout exutoire, toute injection hypodermique serait à craindre. Il faut donc, croyons-nous, rendre à Damoclès son épée, et rattacher la genèse tuberculeuse plus étroitement aux prédispositions individuelles d'une part, et de l'autre, aux agents plus absolument liés à la production de la matière caséeuse. D'ailleurs, Conheim et Frænkel, dans leurs expériences postérieures à celles de Waldenburg et présentées à la Société médicale de Berlin, octobre 1868, établissent que toujours, il s'était produit dans les inoculations suivies de tuberculose, du pus caséeux au siége même de la piqûre. Les cellules de ce pus avaient perdu « toute contractilité. » L'esprit ne répugne pas à admettre que ces cellules, conservant encore les mêmes dimensions de l'élément anatomique dont elles ne sont plus que le cadavre, puissent s'insinuer facilement dans les ramifications ténues de l'arbre circulatoire, et mieux que ne le ferait tout corps étranger. Une fois admis dans les canalicules vasculaires, ces corpuscules inanimés, aux formes anguleuses et siége de bactéries nombreuses, comme l'observa Recklinghausen, doivent naturellement créer, à leurs alentours, une stimulation morbide, prolifération endothéliale de Schüppel, cellules géantes, prenant, d'après Langhanns, la place des cellules fusiformes du tissu connectif, ou bien d'après Rindfleisch et Klebs, celle des cellules endothéliales des vaisseaux lymphatiques. Se produit-il une thrombose, avec stase des liquides, ou bien une contractilité exagérée des parois vasculaires qui, supportant mal ces corpuscules anormaux, chercheraient à s'en débarrasser par une inflammation qui reste silencieuse ?

Ces hypothèses trouvent un appui dans les expériences de Conheim. Si les globules blancs sortaient en abondance du mésentère artificiellement irrité, pourquoi n'en serait-il pas de même quand il est irrité d'une façon directe, intérieure et continue? Tout porte à croire que les globules rouges eux-mêmes, peuvent sortir des vaisseaux violemment enflammés. Reichert et Dubois-Raymond ont observé leur sortie, simultanée de celle de parasites contenus dans les vaisseaux. Les tubercules rouges de Rokitansky, accusent assez nettement cette sortie des hématies. Waldenburg l'a constatée plusieurs fois chez les animaux mis en expérience. Il est donc bien légitime d'admettre dans la tuberculose, cette extravasation des globules blancs dans le tissu conjonctif du voisinage. Pourquoi leur préférer une origine locale et mystérieuse sous l'incitation proliférante de l'agent tuberculeux, qui seul aurait la faculté de sortir des vaisseaux, pour s'implanter dans ce même tissu conjonctif ? Cette opinion de Virchow n'a plus pour elle, il faut bien le dire, depuis les expériences de Conheim, que la grande autorité de son nom.

Le tubercule « ce lymphome, » ressemble tellement aux cellules lymphatiques normales, que ceux-là même qui voudraient l'en distinguer, sont réduits à invoquer les différentes phases de son existence, le volume variable de ses cellules et de leurs noyaux. D'ailleurs ces différences importent peu, si l'on tient compte des conditions accidentelles de son développement. Produit inflammatoire, comme l'admet l'école moderne, en harmonie sur ce point avec « la phlogose blanche » de Broussais, il provoque, à son tour, l'inflammation auprès de lui, et le tissu conjonctif vient l'enfermer dans un reticulum d'autant plus apparent, que le tubercule est plus ancien. On dirait qu'il retient le germe qui a présidé à sa formation, la matière caséeuse, croyons-nous, la *bactérie*, le micrococque, d'après Buhl. Comme ce dernier auteur, nous ne serions pas éloigné de croire que ce germe s'enferme de préférence, dans ces « cellules géantes » regardées par l'école allemande, comme caractéristiques du lymphome tuberculeux.

Toujours placée au centre du reticulum, la cellule géante engendre incessamment de nouveaux noyaux dans son protoplasma et de nouvelles cellules naissent et disparaissent autour d'elle. Mais le matériel est bientôt épuisé, et la cellule géante subit alors telle ou telle dégénérescence, et le plus souvent elle retourne à cette matière caséeuse qui provoqua son apparition. Mais l'organisme n'est pas débarrassé de son ennemi ; la matière caséeuse, cause et résultat du tubercule, peut être de nouveau résorbée et donner lieu à une nouvelle infection ; car le tubercule « renaît lui aussi de ses cendres. »

D'après ces considérations, on s'explique facilement que, de nos jours encore, des pathologistes éminents, fidèles aux idées de Bayle, Laënnec, Andral, se refusent à faire une distinction entre la matière caséeuse et le tubercule, ces produits qui passent si fréquemment et si vite de l'un à l'autre, comme s'ils étaient assujettis aux lois des générations alternantes.

En effet, l'intimité de ces deux phases morbides est tellement étroite, que Virchow, d'ailleurs peu partisan de la théorie infectieuse, se demande s'il existe réellement des exemples d'éruption miliaire, sans foyer caséeux antécédent. C'est à peine si Buhl, dans ses statistiques, a vu ce dernier échapper à ses recherches, dans une proportion de 9 pour 100.

L'importance de la matière caséeuse est bien grande, faut-il croire, dans la pathogénie tuberculeuse, si l'on ne veut pas admettre qu'elle l'enferme tout entière. Cette matière, avons-nous dit, marque la dégénérescence ultime de nos tissus normaux ou accidentels, elle annonce, partout où elle paraît, « une mort partielle de l'organisme. » Les éléments frappés ainsi, subissent, en outre de la dégénérescence graisseuse une nécrose anémique complète, et par une exosmose continuelle, une déperdition absolue de leur eau de constitution. Or, le rôle de l'eau, dans la matière organisée, est immense. Elle entre pour les 8/10 dans la composition du sang. Leuvennoëck montra qu'elle suffit pour ressusciter des animaux inférieurs. Toutes les fois qu'un tissu, un élément anatomique est séparé de ses afférents liquides, il est exposé à subir fatalement la dessiccation, « la mort caséeuse. » C'est ainsi que Buhl fait dériver la pneumonie caséeuse, de sa *pneumonie desquamative primaire*. Les epithelium tombent en desquamation, parce que le stroma canalifère, les parois alvéolaires et le tissu interstitiel sont gonflés, comprimés par la prolifération des cellules et noyaux du tissu conjonctif. La nutrition languit de plus en plus, dans le tissu du poumon devenu cirrhotique. Les exsudats deviennent gélatineux comme dans la pneumonie qui succède au pemphygus des nouveau-nés, comme ce liquide qui entoure et baigne les grumeaux caséeux d'un ganglion.

Si nous passons de la pathologie expérimentale à la pathologie essentielle, des inoculations tuberculeuses à la tuberculose spontanée, nous nous retrouvons encore en face de cette matière caséeuse, nous la surprenons s'inoculant elle-même dans l'individu qui la porte, dans l'organe même qui l'a produite, tuberculisant les systèmes voisins ou même contigus, comme Buhl, Zenker, Rindfleisch en apportent d'excellents témoignages. Le jour n'est peut-être pas bien loin où la tuberculose s'inscrira définitivement comme une affection secondaire, d'origine infectieuse et frappant les organes les plus importants.

Aujourd'hui même, ceux qui persistent à fermer leurs yeux aux résultats de la méthode expérimentale, leurs oreilles au bruit des nouvelles idées, et voient dans la tuberculose une maladie mystique ou « d'épuisement général, » comme ils disent, ceux-là, quand on les presse de questions, se réfugient inévitablement dans le système élastique des diathèses : Dès ce moment, « ils font cortége à M. Pidoux. » Mais ces vagues diathèses qui impriment à l'économie un défaut d'équilibre et d'ordinaire la surchargent d'éléments exagérés ou bien en voie de dégradation, éléments morbides par conséquent, se ramènent facilement à « la théorie de

Dittrich : or, *la théorie de Dittrich* admet, comme la cause des maladies en général et de la tuberculose en particulier, le passage dans la circulation de matériaux en métamorphose régressive. Ceux-ci déterminent ainsi une crase du sang, spécialisée par « un état morbide de la fibrine. » Mais les idées de Dittrich elles-mêmes, ressemblent fort à l'état vulgairement désigné sous le terme de *scrofule.* Celle-ci ne préjuge rien, scientifiquement elle relèverait peut-être d'une hyperplasie de cellules lymphatiques, de globules blancs : Tous ces éléments, mal nourris, peut-être en raison de leur trop grand nombre, tombent vite en nécrobiose, comme fait aussi le tubercule « ce lymphome à grandes cellules. » Dès ce moment, l'individu porte en lui-même une matière sceptique, dont les effets peuvent être aussi pernicieux et immédiats que si l'inoculation l'avait apportée du dehors. Il suffira qu'elle vienne à pénétrer dans la circulation, et dès lors, « le porteur s'est inoculé lui-même. » C'est ainsi, sans doute, que survient fort souvent, sinon toujours, la phthisie spontanée, sans cause apparente. La physiologie avait d'abord essayé de faire provenir les globules rouges des globules blancs, ainsi leurs aînés. Mais l'embryogénie montra que ce n'était guère possible, car les globules rouges sont les plus anciens. N'arrivera-t-elle pas, au contraire, à établir que globules blancs et leucocythe proviennent du démembrement d'autres éléments anatomiques et augmenteraient leur nombre du chiffre perdu par les hématies, ou même encore, par d'autres éléments anatomiques ?

La scrofule, avons-nous dit, fut pendant des siècles, confondue avec la tuberculose. L'expérience clinique voyait en effet des scrofuleux succomber fort souvent aux manifestations de la phthisie tuberculeuse, et la géographie médicale surprenait ces affections presque toujours ensemble. Les ganglions caséeux offraient le même aspect que les poumons phthisiques. Mais encore, Friedrich Hoffmann, citait plusieurs cas de phthisie, survenus après la résorption soudaine de glandes cervicales strumeuses.

Le contemporain de Laënnec, Portal donne une observation bien probante :

« Une jeune fille de 18 ans, bien réglée, avait été tourmentée depuis 4 ou 5 ans par des engorgements de glandes cervicales. Les parents, pour faire disparaître cette difformité, recoururent à des applications astringentes, sans donner aucun remède interne. Des éponges imbibées de vinaigre, du sel marin desséché, de l'alun calciné, finirent par triompher de l'intumescence, mais la jeune fille vint à maigrir et à tousser, la respiration de plus en plus pénible s'accompagna de fièvre hectique, bientôt elle mourut avec tous les signes de consomption pulmonaire. »

Pareils faits pourraient s'observer fréquemment de nos jours, si l'on voulait bien leur prêter une attention suffisante. Nous-même en avons vu plusieurs qui témoigneraient bien en faveur de ces répercussions. Nous nous bornerons à citer le plus intéressant. Il s'agit d'une phthisie tuberculeuse, survenue brusquement chez une personne de 52 ans. En voici les circonstances :

« La constitution de Mme X... avait toujours été bonne et aucun antécédent de famille ne pouvait éveiller des craintes du côté de la poitrine. La mère avait succombé à quelque affection carcinomateuse du col utérin, et pour beaucoup de cliniciens, ce serait une prédisposition antagoniste de la déviation tuberculeuse. En effet, les signes d'une tumeur mammaire vinrent d'abord à se manifester, et Mme X... suspectant aussitôt l'héritage maternel, recourut à divers topiques. La tumeur, probablement un adénome, parut fondre et se résoudre. Mais, peu de temps après, la malade se prit à tousser, et l'on disait autour d'elle « qu'un mal avait guéri l'autre. » Ce n'était que trop vrai, car rien ne put guérir le second mal, et dans cette bronchite qui ne voulait pas céder, il ne fut plus permis de méconnaître une tuberculose à marche rapide. Elle s'étendit au larynx, et en moins de 15 mois, la malade avait succombé. »

Cette observation, dont nous avons vu les différentes phases se dérouler sous nos yeux, nous semble pleine d'intérêt, aussi bien pour ceux qui nient l'antagonisme entre le cancer et le tubercule, que pour ceux qui l'enseignent.

Walshe vient de constater lui, quelqu'antagonisme entre les affections des ganglions superficiels et la tuberculose chez l'adulte :

« Ces glandes, dit-il, se tuberculisent rarement, je les ai vues, chez des phthisiques, tomber rapidement, perdre même de leur volume normal, sans suppuration aucune, mais alors la tuberculose pulmonaire prenait une marche rapide. »

Ces paroles confirment en tous points l'observation de Portal, et les distinctions histologiques et cliniques que Lebert avait indiquées entre les domaines de la tuberculose et de la scrofule.

Il se produirait donc, en toutes ces circonstances, comme un antagonisme de siége. Tel serait encore, mais en sens contraire, celui que l'on pourrait signaler sur les hauts plateaux et dans les latitudes septentrionales où la tuberculose pulmonaire est fort rare, bien que la scrofule abonde. Les organes pulmonaires, largement développés pour satisfaire aux exigences de l'hématose, au milieu d'un air raréfié, et de la calorification vitale au milieu d'un air froid, possèdent dans les régions boréales tout comme sur les hauts plateaux, une richesse circulatoire, une vascularité particulières. Celles-ci, développées peut-être aux dépens du tégument externe, mettent les organes ainsi privilégiés à l'abri des infarctus, de l'anémie, de la mort caséeuse. Non-seulement la tuberculose primitive sera pour les poumons constitués de la sorte, infiniment moins à craindre que dans les autres régions du globe, mais encore la tuberculose secondaire, celle, par exemple, qui succède à l'infection de particules morbifiques détachées d'un ganglion strumeux, ne trouvera point dans la structure anatomique et l'ampleur de l'organe respiratoire des conditions capables de l'y fixer. D'ailleurs, les ganglions peuvent le plus souvent, et c'est fort heureux, rester à l'état hyperplasique, sans fournir du pus caséeux à la résorption. Mais encore : une capsule de tissu conjonctif, pauvre en vaisseaux, ne peut-elle pas, interposant une barrière entre le contenu des glandes et les vaisseaux voisins, éloigner tout péril ?

S'il n'en était ainsi, et si la tuberculose devait inévitablement frapper toutes les personnes qui portent des adénites strumeuses, la fréquence déjà si grande de ce fléau de l'humanité, ne connaîtrait plus de limites. Néanmoins, il faut admettre qu'un bien grand nombre de phthisies, et surtout de phthisies tuberculeuses, sont une filiation directe de la scrofule ganglionnaire. Il n'est pas inopportun de remarquer ici, l'apparition si fréquente de la tuberculose à l'âge adulte, c'est-à-dire, à l'époque où d'habitude, la scrofule paraît épuisée dans ses manifestations superficielles. Alors apparaîtrait, suivant Rilliet et Barthez, la scrofule viscérale, c'est-à-dire la phthisie tuberculeuse. C'était, sans doute, sur des observations cliniques de cette nature que s'appuyait Lebert, tout autant que sur ses études microscopiques, pour renfermer la scrofule dans les ganglions superficiels, et assigner au contraire, les ganglions profonds comme siége à la tuberculose. Une telle métastase trouve dans l'opinion du vulgaire une créance sans bornes, et même, il faut en convenir, les découvertes de la pathologie expérimentale ne sont pas faites pour la discréditer. Un grand enseignement doit sortir de tous ces faits, pour guider désormais le praticien dans le traitement de la scrofule externe. Les traitements locaux et répercussifs doivent être prudemment surveillés, il faudra sans cesse avoir présent à l'esprit que tout ganglion caséeux renferme la semence la plus fertile en tuberculose. Il est certainement fort désirable d'obtenir une guérison sans cicatrice apparente, mais il l'est encore plus dans l'intérêt de la santé future, d'obtenir l'évacuation « de cette matière tuberculeuse » de Bayle, Laënnec et tant d'autres, ou du moins d'obtenir sa fluidification, sa fonte graisseuse, dès lors inoffensive.

En résumé, nous venons de voir, en faisant l'historique de la tuberculose, cette physionomie morbide se rattacher intimement à la scrofule : aussi, bien peu de cliniciens et d'érudits, ont-ils osé suivre la distinction tracée par Thomas Reid et Vetter. Cependant, diront avec raison ces derniers, il existe un habitus scrofuleux et un habitus phthisique, et ils sont bien différents l'un de l'autre. Tous les observateurs connaissent le premier : le second, assez souvent familier, même aux gens du monde, est caractérisé par le *Thorax paralytique*, ce thorax rétréci vers les parties supérieures, et moins spacieux même dans ses autres dimensions que chez les personnes bien constituées. Il est peu mobile, ses mouvements d'excursion dans les inspirations profondes se renferment dans des limites étroites, la capacité vitale du poumon est dès lors fort réduite et le volume d'air qu'il échange, mesure peu de degrés au pneumatomètre. De telles personnes tombent facilement en dyspnée, et rien de tout cela n'a lieu, dans ce qu'on appelle l'*habitus scrofuleux*. Enfin, la plupart des phthisiques, des tuberculeux, des cancéreux, n'ont rien présenté pendant leur vie qui rappelât la constitution scrofuleuse.

Ces considérations sont fort justes, et pour notre part, sans méconnaître les relations fréquentes de scrofule à tuberculose, nous persistons à voir dans l'une et dans l'autre, des affections différentes, bien qu'elles se tiennent souvent sous une dépendance mutuelle. Comment concilier ces rapports et discordances? La pathologie expérimentale nous a démontré que la phthisie était inoculable chez la plupart des sujets, chez tous peut-être. Bien plus, la croyance à la contagion tuberculeuse exista plus ou moins ferme et plus ou moins répandue, à toutes les époques. Aujourd'hui même, tous les médecins ne condamnent pas les timidités de Morgagni à l'amphithéâtre de dissections, tant s'en faut. Pareilles appréhensions existèrent à peine à l'endroit de la scrofule. Mais c'est bien autre chose quand il s'agit de l'inoculation de ses produits, alors on se sent pris des mêmes craintes. D'ailleurs, n'avons-nous pas dit que les produits de la scrofule ne sont pas les seuls à susciter le tubercule, puisque d'après Sanderson, Wilson Fox, Conheim, etc., les corps les plus indifférents peuvent conduire au même dérivé? Nous avons expliqué ces faits, d'apparence contradictoire, par la production éventuelle du pus caséeux, intermédiaire obligé entre l'agent extérieur et vulnérant d'une part, le tubercule de l'autre. Or, si beaucoup de phthisies tuberculeuses peuvent se développer en dehors de la scrofule, par des causes extérieures et traumatiques, on peut bien admettre que des phthisies de même ordre peuvent se développer avec la même indépendance, sous l'influence des causes inhérentes à l'organisme, telles que l'hérédité, l'habitus phthisique, les influences climatériques, etc. Il est aussi fort plausible que bien d'autres pourront succéder à l'inoculation directe et spontanée de l'individu par lui-même. Dans certains cas, des ganglions dégénérés ont pu verser leur pus dans les vaisseaux efférents, alors c'est bien de la scrofule, du moins de la scrofule locale qui provoque une explosion tuberculeuse dans une économie, qui, sauf ce ganglion, unique peut-être en son genre, n'avait absolument rien de scrofuleux. Mais bien souvent, le point de départ fut une tumeur bénigne, un adénome, une suppression menstruelle ou hémorrhoïdale, une carie osseuse, résultat d'un traumatisme, ou bien encore, le sujet venait de faire une longue maladie, il était diabétique, portait un ulcère rond de l'estomac. Enfin des observations nombreuses, consignées pour la plupart et commentées par Waldenburg, établissent que la phthisie et la tuberculose surviennent assez fréquemment à l'occasion de troubles bien divers, la fièvre typhoïde, la scarlatine, la rougeole, l'amaigrissement rapide et provoqué, tel que « *la cure de Banting.* » De tous temps, on a redouté la guérison de fistules à l'anus, quand elles duraient depuis longtemps, et le spécialiste anglais, docteur Allingham, se prononce contre l'opération, si la poitrine laisse à craindre. Il s'agirait donc, dans tous ces cas, de répercussion, de métastase, de résorption de détritus purulents ou en voie de régression, de corpuscules pathologiques, qui, ne s'éliminant plus, ou bien créés de façon anormale au sein de l'organisme, iront provoquer çà et là, des foyers inflammatoires : finalement, la matière caséeuse, « *ce cadavre des éléments anatomiques,* » leur succède, le tubercule va faire son apparition. Eh bien ! on ne peut faire rentrer tout cela dans la scrofule, telle que le vulgaire et nous-même l'envisageons : à peine pourrait-on reconnaître ici, « la scrofule viscérale de Rilliet et Barthez » car elle s'est créée indirectement et soudain, et pourtant elle est bien autrement fatale que la scrofule superficielle et apparente, le plus souvent innée, mais parfois aussi d'origine accidentelle.

Il n'est pas indispensable, en un mot, que la matière caséeuse parte de tel ou tel ganglion, elle peut se former partout, et dans le poumon lui-même. Ce n'est pas autrement, dans ce dernier cas, qu'il faut interpréter la plupart des phthisies qui surviennent après la pneumonie caséeuse, chez des gens, qui jusqu'alors, avaient joui d'une excellente santé, et n'avaient rien de scrofuleux, ni les ganglions, ni le poumon lui-même. La maladie, comme nous en avons vu l'exemple, a pu succéder à un brusque changement de climat.

Mais la pathologie comparée vient aussi nous apporter des faits bien instructifs, et ce sont ces phthisies, ces tuberculoses si fréquentes chez certains animaux, et surtout chez les rongeurs, lapins, cochons de mer. Leurs habitudes alimentaires sembleraient les prédisposer à la caséification des tissus ; notons qu'ils ne boivent pas, ou très-peu, et de là, résulte sans doute un sang moins fluide, une sécheresse plus grande des éléments anatomiques. Ces animaux sont nullement scrofuleux, et néanmoins, ils succombent très-facilement à la phthisie spontanée, ou expérimentalement produite. Des points de matière caséeuse apparaissent dans tel ou tel organe, et souvent dans le poumon, directement atteint.

Toutes ces raisons, pensons-nous, dispensent d'invoquer toujours la constitution scrofuleuse pour expliquer, soit la phthisie spontanée, soit la phthisie accidentelle et provoquée. Aussi Buhl ne peut-il se résoudre, à remplacer le mot de tuberculose par l'expression de diathèse scrofuleuse, et Rindfleisch va trop loin quand il propose une pareille interversion. Dans bien des cas, on surprendrait même un antagonisme entre les deux manifestations morbides, et nous avons essayé d'en donner l'explication en faisant valoir dans ces régions où règne endémiquement la scrofule, où néanmoins la phthisie est rare, le développement plus marqué de l'appareil respiratoire chez leurs habitants. Le poumon plus ample et mieux vascularisé des hommes du nord et des montagnards, leur assure l'indemnité de la tuberculose, malgré la fréquence des affections strumeuses. Chez eux, si le poumon se nourrit mieux, le système cutané et ses appendices pourront se voir appauvris d'autant, tout à l'opposé de la constitution des races méridionales. Les glandes superficielles et celles de la peau qui sont innombrables, fonctionneront mal, le pigment disparaîtra, l'iris et les cheveux seront décolorés, il y aura anémie tégumentaire, mais non pas anémie générale, comme l'aurait dit un professeur d'Iéna, Schaffausen « à propos des brunes et des blondes. » Bien au contraire : les muscles britanniques, capables d'efforts puissants et soutenus, prouvent leur pléthore de nutrition, et les poumons de l'Islandais et du Norwégien, presque toujours exempts de tuberculose, témoignent contre la disette anémique de ces organes. Comme dernier appui de ces propositions singulièrement disparates avec l'école broussaisienne, irons-nous fouiller dans le tubercule lui-même et demander à ses phases d'évolution une réponse désintéressée ? Il est bon de l'essayer.

Dans ces dernières années, on a fait des recherches minutieuses sur ce néoplasme, et on a dépassé Lebert. Virchow, Rokitansky, Robin, Cornil, l'ont tour à tour étudié : les dernières données d'Ernst Ziegler, assistant l'institut pathologique de Würzburg, sont fort intéressantes ; elles portent sur l'histogénèse des cellules

les plus caractéristiques du tubercule, *cellules géantes*, de l'école allemande. On les rencontre bien en dehors du tubercule, mais elles montrent pour lui une prédilection spéciale.

Au moyen d'un procédé, dérivé de ceux de Rindfleisch, qui se servait d'un morceau de liége, Ziegler a pu provoquer chez des chiens, différents d'âge et de taille, au moyen d'appareils introduits à la partie interne des cuisses ou sous les téguments abdominaux, l'apparition de tous les éléments constitutifs du tubercule, cellules rondes, épithéliales, géantes, et réseau de tissu conjonctif. Ces éléments s'insinuaient entre deux plaques de verre, aux contours arrondis, émoussés et lutés ensemble, sauf à l'ouverture d'un espace capillaire. Une capsule pyogénique et des granulations se formaient tout autour. On retirait l'appareil après un laps de temps variable de 10 à 70 jours. On put suivre les éléments anatomiques depuis leur venue ou leur genèse jusqu'à leur décadence, c'est-à-dire, depuis l'introduction des cellules rondes et lymphatiques normales, jusqu'à la dégénérescence graisseuse des cellules géantes. Tout se passe comme dans le lymphome tuberculeux. Comme chez lui, la tendance à l'organisation est toujours manifeste, mais faute d'une vascularisation effective, elle échoue constamment. Ces cellules géantes sont des cellules d'abord normales, mais qui, paraîtrait-il, absorbent le matériel de leurs voisines, se l'assimilent et grandissent ainsi. Tout près d'elles, on aperçoit les places vides et les débris des cellules absorbées. Ces actes vitaux, d'ordre purement physique, nous rappellent les célèbres expériences de Plateau, que Tyndall citait, il y a trois ans, dans son admirable discours à l'Association britannique des Sciences. Plateau prenait deux sphérules d'huile d'olive, les suspendait dans un mélange d'alcool et d'eau, de densité pareille à celle de l'huile. Mises en contact, les gouttelettes ne s'unissent pas immédiatement, il se forme une légère pellicule autour de chacune, et ce n'est qu'après sa rupture que les sphérules se fondent en une seule.

Si pareils phénomènes d'attraction, d'aggrégation corpusculaire s'observent aux moindres degrés de la vie organique, et pour les corps dénués de mouvement propre, comme les gouttelettes d'huile, il ne sera pas étonnant d'en rencontrer d'analogues, et même de plus tranchés pour les cellules vivantes et mobiles, telles que les globules blancs. « Ceux-ci, dit Claude Bernard, à la différence des globules rouges, ont des mouvements propres, indépendants du courant sanguin ; ce sont de véritables infusoires, vivant dans le sang, des infusoires du genre des *amibes*. » Leur mort est caractérisée par ces expansions sarcodiques, bien connues des micrographes : mais leurs fonctions physiologiques sont enveloppées d'une telle obscurité, « que bien des savants doutent que ces animalcules aient un rôle particulier à remplir dans le sang. »

D'ailleurs, il est bien probable que cette mobilité indépendante, doit favoriser leur issue à travers les capillaires, et seconder l'accroissement de la cellule géante ; celle-ci survient de préférence et peut-être exclusivement aux points où l'organisme est lésé. C'est alors que les annexions commencent : aux deux termes de la série, elles veulent le fer et le sang, et le droit remonte à la force qui primait à cette époque.

Le règne végétal n'échapperait pas aux mêmes lois :

dans les algues et les champignons elles déterminent le phénomène de la « conjugaison ».

Ainsi font les cellules voisines, chez les *spirogyra* : l'une verse son contenu dans l'autre. De même, les spores mobiles des *mixomycètes*, s'unissent pour former les plasmodies. On observe les mêmes particularités dans le règne animal, chez les *protozoaires* : Stein et Greef rapportent la conjugaison par bourgeons, d'un infusoire mobile avec un infusoire fixe, et le premier finit par s'incorporer au second. Une *vampyrella*, dit Hœckel, aspire le protoplasma des cellules géantes de certaines *diatomées* et leur verse en même temps le sien. Dans l'organisme humain, Rustizky aurait vu quatre cellules de la moëlle des os se réunir en une cellule géante, et Klebs aurait suivi dans la queue des têtards, des globules blancs qui se transformèrent en cellules étoilées de tissu conjonctif. Les cellules géantes du tubercule devraient leur développement à des procédés d'ordre pareil; il en est de même pour les cellules qui surviennent à l'occasion d'un foyer scrofuleux, de granulations fougueuses, d'une articulation enflammée, toutes les fois, en un mot, que des globules blancs restent assemblés en grand nombre par insuffisance de matériaux nutritifs, par défaut de vascularisation. Alors ces cellules, ne pouvant s'utiliser à la formation d'un tissu quelconque, continuent de croître les unes aux dépens des autres. Ces cellules géantes se dirigeaient vers un but qu'elles n'ont pas atteint : celui de former des vaisseaux. On est en droit de le supposer, si l'on tient compte de leur allongement en séries linéaires. C'est aussi l'opinion de Vegener et de Ziegler, ce dernier aurait même aperçu du sang dans une cellule.

Ainsi donc, la condition de leur existence, c'est un apport de matériel suffisant pour entretenir leur vitalité, mais insuffisant pour permettre à un tissu de s'organiser. S'il y avait des vaisseaux dans le voisinage, elles s'y joindraient bien vite et disparaîtraient au sein d'un tissu organisé par elles.

C'est ainsi que Kœlliker explique loin des vaisseaux, la genèse et l'existence des *osteoclastes*.

Le réseau conjonctif est aussi formé par les cellules rondes, dont la partie fluide augmente et devient plus claire pendant que la partie périphérique s'épaissit et finit par enserrer le protoplasma dans un anneau à double contour. Ces modalités histogénésiques sont si peu morbides, qu'on les voit exactement correspondre à celles observées par Pringsheim dans les cellules végétales. Max Schultze, dans ses travaux sur le protoplasma des *rhizopodes* et des *cellules végétales*, remarque les mêmes analogies, comme Schwann avait déjà fait en étudiant la *corde dorsale*. C'est ainsi que se forment successivement autour des cellules géantes et épithéliales, les mailles du réseau conjonctif, mais ce réseau offre toujours des lacunes, parce que le matériel de sa formation lui est grandement contesté par les cellules géantes. Les globules lymphatiques montrent plus de complaisance pour celles-ci. La compétition vitale existerait donc à tous les degrés de l'échelle humaine, et même à la phase embryonnaire des productions morbides. N'est-ce pas une raison pour y voir quelque preuve de l'insuffisance nutritive et circulatoire, comme base de bien des processus morbides, tubercules et autres ?

Eh bien, voilà ce que l'on peut observer entre les deux lames de verre : Tous ces éléments sont exactement les mêmes que ceux du néoplasme tuberculeux, et dans ce dernier, tout s'y passe de la même façon. L'évolution est la même, et pareille absence de vascularisation amène des deux parts, la nécrobiose. Le tubercule n'est qu'un produit inflammatoire, soumis à des particularités anatomiques, probablement inhérentes à son origine et à sa topographie. A son occasion, il ne se forme point d'abcès et des granulations utiles ne viennent pas améliorer sa misérable existence. Les grandes cellules, qui le distinguent généralement, n'ont rien de spécifique. Nous avons expliqué leur apparition, elle se fait sous une irritation proliférante, et celle-ci peut, ou plutôt doit succéder à la résorption de particules morbifiques, venues du dedans ou du dehors.

Faut-il admettre, comme Waldenburg, que le *terrain individuel* prédispose à la germination de telle ou telle forme inflammatoire, abcédante, tuberculeuse ou autre; avec Schüppel, que certains sujets sont disposés à devenir tuberculeux à la *moindre impulsion*; avec Rindfleisch, que tous ces terrains appartiennent à l'*empire de la scrofule?* Nous contenterons-nous de l'hérédité et de la *transformation des diathèses*, invoquée par M. Pidoux, et des *fins de race* de M. Guéneau de Mussy? Ou bien, fouillant plus intimément dans les arcanes de la vie végétative, faut-il s'arrêter à cette *atrophie graisseuse* des epithelium décrite par Handfull Jones, à des vices d'hématopoïèse, à l'impuissance où serait le pancréas de rendre les *matières grasses assimilables*, et à ces autres défectuosités de nutrition secondaire et tertiaire rapportées par Dobell, ou bien même à *cette élimination volontaire et absolue de substances grasses*, que Hooker a constatée dans l'alimentation habituelle de presque tous les malades qui succombent à la phthisie? Il y a du vrai, il faut bien le reconnaître, dans toutes ces indications, mais elles sont loin de nous rendre compte de tous les faits observés, de cadrer surtout avec l'évolution de la tuberculose provoquée, avec les rapports souvent intimes de la phthisie et de la scrofule, et même leur antagonisme de place, « avec la stase veineuse » de Rokitansky.

Ziegler, se fondant sur le défaut de vascularisation autour du lymphome tuberculeux, et sur cette genèse de cellules géantes, commune à la plupart des productions destinées à mourir, est sur le point de voir en tout cela, des *modalités analogues à celles de la scrofule et même de la syphilis.* Pour nous, la vérité semble résider dans la considération impartiale de tout cet ensemble de faits; il faut suivre de chacun d'eux le rayon lumineux qui s'en émane, et de cette façon pourrons-nous arriver, sinon à un foyer central, du moins le plus près possible. Le tubercule, ce produit inflammatoire, sans vascularité, peut se développer dans toutes les constitutions, celles mêmes qui semblaient les plus réfractaires, spontanément, comme par des causes accidentelles. L'inoculation et peut-être aussi, l'air chargé de particules contagieuses, peuvent le faire naître chez tous les hommes, et la plupart des animaux; aussi croyons-nous que la semence possède une importance au moins égale à celle du terrain. Ce sera la nature de l'inflammation, son point de départ, et les éléments anatomiques qu'elle touche, sa région d'activité, en un mot, qui seront appelés à tenir le rôle le plus important, à décider le tout.

Une matière sceptique, un détritus préside à l'origine du tubercule et dirige peut-être son évolution. Tout cela est donc irrégulier, morbide et condamné dès sa naissance. De toute matière morte ou en décomposition, ne saurait jaillir une vie durable, mais bien plutôt des êtres primaires et transitoires. Pour les êtres d'un ordre plus élevé, la présence d'un cadavre est toujours pernicieuse. Cette scrofule que vous généralisez trop, n'est pas au point de formation du tubercule, dans le poumon, le foie ou le cerveau; en voulez-vous une meilleure preuve que cette stase veineuse signalée par Rokitansky et qui chez les personnes affectées d'une incurvation vertébrale, assure à leur poitrine l'immunité tuberculeuse? Chez les bossus, les nodosités de leur dos, les préservent de celles du poumon. C'est déjà quelque consolation. Eh bien alors, cette scrofule que vous exigez, c'est au point de départ qu'il faut aller la prendre, dans tel ou tel ganglion cervical, axillaire ou autre, dans cette suppuration osseuse de la jambe, que peut-être vous avez eu tort de tarir brusquement. « Toute prolifération exagérée de corpuscules, dit Burton Sanderson, après s'être produite sur un point, est apte à évoquer partout ailleurs son image. » Ces éléments anormaux, et l'on peut appeler ainsi tous ceux qui sont hétérotopiques, c'est-à-dire, qui paraissent là où ils n'ont pas droit de domicile, sont contagieux; leurs médiocres exigences, comme celles de tout type inférieur, leur permet une ample multiplication, ils meurent vite, mais l'irritation qu'ils avaient déterminée pendant leur vie, s'accroît encore après; aussi, sans admettre la bactérie de Buhl, ni la *spécificité virulente* communiquée au spermatozoaire et à l'ovule, nous admettrons pleinement avec lui, que toutes les fois que les rapports hystogénésiques sont renversés et que des éléments d'ailleurs normaux, naissent en dehors des points affectés pour eux, il y a péril ; l'élément, même normal, est un étranger, il est de trop, et sa présence amènera un conflit destructeur. C'est ainsi qu'il arrive, quand les globules blancs, dont la formation est normalement limitée aux glandes vasculaires sanguines et lymphatiques, se développent librement ailleurs, sous une irritation quelconque, dans des vaisseaux lymphatiques, des veines capillaires, ou les cellules de tissu conjonctif, analogues aux endothelium lymphatiques.

A notre avis, si quelques sujets deviennent facilement phthisiques ou tuberculeux, ce n'est pas qu'ils présentent un terrain absolument favorable pour la génération spontanée d'affections qui n'ont rien de spécifique. Leur constitution générale n'est pas toujours plus scrofuleuse que celle du voisin. Mais les matériaux morbifiques et tuberculogènes ou seront plus nombreux en raison d'adénites scrofuleuses ou éventuelles, ou bien, la conformation défectueuse de tel organe, du poumon en particulier, favorise en certains points très-vulnérables, le transport et l'arrêt des corpuscules décédés ; l'inflammation locale qui suit, amènera aux dépens de l'endothelium des vaisseaux, la formation de ces globules blancs, précurseurs des grandes cellules. Supposons ce poumon et ses vaisseaux plus amples, l'individu fût-il réellement ce qu'on appelle scrofuleux, la matière sceptique ne s'y serait pas arrêtée, ou bien son influence eût été combattue sur place et annulée. Dans bien des cas, elle est sans doute rejetée de l'organisme par des émonctoires naturels ou d'occasion. La constitution peut aussi dévorer ses matériaux tuberculisateurs, et quelquefois le tubercule lui-même, comme l'admettent théoriquement certains anatomo-pathologistes. Quelques animaux offrent à la tuberculisation une résistance très-grande. Waldenburg a pu faire à différents intervalles sept inoculations sceptiques à un robuste bouc, sans déterminer la mort. Chaque fois, l'animal tombait malade dans les jours qui suivaient l'expérimentation, puis il reprenait insensiblement ses forces. Il fallut le sacrifier pour voir. L'autopsie montra que les inoculations avaient pourtant amené des résultats infectieux, et même des tubercules miliaires, mais l'animal savait résister : son organisme parvenait à se débarrasser des principes délétères. L'homme doit partager quelquefois ce privilége avec les animaux, bien qu'à un degré beaucoup moindre. Nous croyons qu'une puissante conformation de la poitrine pourra, sinon toujours, du moins fort souvent, le préserver de la phthisie, et quand celle-ci survient d'emblée, chez un sujet, c'est que les matériaux déchus étaient fort nombreux, ou, ce qui revient au même, la poitrine était sensiblement faible et défectueuse, par rapport à leur quantité. La tendance vers la phthisie pulmonaire, consisterait ainsi dans l'infériorité proportionnelle des organes de l'hématose, en regard des principes morbigènes présents dans l'économie, de la scrofule si l'on veut, constitutionnelle, ou simplement acquise et éventuelle.

Fortifiez le poumon, nourrissez-le plus abondamment, et il ne sera pas atteint par « cette scrofule viscérale ».

C'est ainsi que se passent les choses, par un mécanisme involontaire et bien aveugle, chez les personnes affectées d'une incurvation spinale. Ici pourtant, le terrain était singulièrement favorable aux explosions scrofuleuses. Nous avons déjà signalé ce fait, mais sans lui donner de commentaires, et nous avons risqué d'émettre une proposition paradoxale. C'est maintenant l'occasion d'élucider cette sorte d'antagonisme et quelques autres.

Nous n'avons pas voulu fixer sur la colonne vertébrale, une dérivation du vice scrofuleux, et encore moins insinuer que ce dernier puisse assurer aux poumons une immunité contre la phthisie.

Loin de nous une confusion aussi étrange! Mais voici comment il faut interpréter les faits. Chez les sujets atteints de gibbosité thoracique, le poumon se trouve logé dans un espace secondairement rétréci par l'incurvation vertébrale, mais il n'a guère perdu de son volume primitif, volume actuellement exagéré, par rapport à celui de sa boîte osseuse, qui seule se trouve réellement réduite, et il se fait donc une stase veineuse qui l'imbibe, le nourrit, et d'ordinaire exclut la phthisie pour toujours. M. Jourdanet, auquel cette indemnité n'avait pas échappé, voyait dans le thorax rétréci de ces individus un effet providentiel de la nature. Chez eux, croyait-il en 1861, le poumon était originairement trop perméable à l'air, ses vésicules fonctionnaient trop bien, car l'élaboration imparfaite du sucre et des matières amylacées allait les laisser en proie à la consomption pulmonaire, résultat d'une calorification physiologique défectueuse. La nature, pour les sauver, chercherait à diminuer le travail inspiratoire : pour cela, elle déforme insensiblement la cage thoracique, et c'est à tort que les professeurs de gymnastique cherchent à la redresser. — Oui, c'est bien souvent une erreur de soumettre ces enfants rachitiques à des contorsions violentes, qui finissent par épuiser leur vitalité intime et viscérale, pour fournir à la dépense musculaire inutile, nous le reconnaissons avec M. Jourdanet! mais ce n'est pas non plus sa diète respiratoire qui conservera la vie à ces enfants, et d'ailleurs, ce ne serait qu'en les momifiant. Les choses ne peuvent se passer ainsi, au gré de visées absolues et systématiques, qui en somme, reposent sur l'atrophie, sur la mort progressive pour salut. Si l'on raisonne de la sorte, comment pourra-t-on s'expliquer ces phthisies qui débutent après l'hypertrophie des amygdales ? Le chirurgien, en supprimant ces organes dégénérés, enraye la phthisie du moment qu'il ouvre à l'inspiration un accès plus large et plus facile.

Au contraire de M. Jourdanet, nous voulons avec Fabius, Hutchinson, Simon, Wintrich, Arnold, Waldenburg, trouver dans la capacité vitale du poumon, le meilleur antagonisme de la phthisie. On entend par cette capacité vitale, la quantité d'air qu'introduit dans la poitrine une inspiration maximum après une expiration forcée. L'air raréfié des hautes cimes, en imposant aux organes respiratoires une sorte de gymnastique, augmentera, sans aucun doute, cette capacité vitale, et les chances de phthisie en seront d'autant réduites. Pour établir sa théorie de la diète respiratoire, M. Jourdanet vient de mesurer, il est vrai, divers thorax d'Indiens, d'Hispano-Mexicains, d'étrangers venus sur les hauts plateaux, et naturellement il en tire des propositions favorables à des idées préconçues. Mais d'abord, ses mensurations sont loin de concorder avec celles d'autres observateurs, et puis il est facile de rétorquer parfois ses conclusions, au moyen des chiffres mêmes qui semblaient les appuyer. Nous renvoyons à son intéressant ouvrage, les lecteurs désireux de faire un contrôle impartial. Comme lui, nous signalerons les dangers d'une gymnastique excessive; comme lui, nous en dissuaderons surtout les personnes disposées à la phthisie, et pourtant notre interprétation des effets, tout comme notre point de départ, diffère essentiellement des opinions de M. Jourdanet. Bien dirigée, la gymnastique peut accroître cette capacité vitale du poumon, comme nous l'observons chez les jeunes soldats et les marins. Ce résultat, fâcheux pour notre confrère en bien des circonstances, pour nous au contraire, sera toujours un bien. Mais, si l'on n'y prend garde, on se trompe du tout au tout, on va droit à l'écueil que l'on voulait éviter : et l'on réduit encore cette capacité vitale, au lieu de l'augmenter, parce qu'on aura fait, hâtons-nous de le dire, une gymnastique irrationnelle, exagérée. Celle-ci devient fatale au poumon quand elle tourne exclusivement au profit des muscles. D'après cette invincible loi de la corrélation et du déplacement des forces, le poumon au lieu de rien gagner, subit un nouvel appauvrissement vasculaire. Pour peu que l'on y réfléchisse, cette proposition n'a rien qui doive nous surprendre. Le poumon n'agit guère dans la haute gymnastique, celle des efforts violents et soutenus. La poitrine est immobilisée sous l'effort des muscles : solidement appuyé sur les poumons immobiles aussi, sur l'air comprimé qui les distend et qui, poussant trop loin peut-être, l'élongation des fibres élastiques, les prédispose pour l'emphysème, le cœur se vide entièrement dans l'aorte et ses contractions sont tellement énergiques « qu'elles ont pu déterminer des désordres valvulaires », disent les médecins anglais, témoins des luttes nautiques d'Oxford et de Cambridge. L'artère pulmonaire n'amène plus de sang au poumon, car l'air n'y fait point d'appel, puisque l'effort tient la glotte fermée. D'autres, avant nous, ont remarqué que les gymnastes de haute école succombaient à la phthisie pulmonaire comme de simples mortels, malgré les belles apparences de leur thorax. On s'en étonne et pourtant, rien n'est moins paradoxal, car l'organe intérieur n'a pas suivi d'une marche parallèle le développement de sa cuirasse osseuse et musculaire, il s'est produit exactement l'inverse du fait noté par Rokitansky pour la poitrine déformée du rachitique, et cette fois, c'est la vie de relation qui se fait parasitaire des forces végétatives.

Ces conjectures nous semblaient déjà rationnelles, mais voici qu'elles reçoivent de la physiologie une véritable confirmation. « La capacité vitale du poumon est relativement faible chez la plupart des grands gymnastes », dit Fabius, s'appuyant sur ses recherches spirométriques.

Eh bien ! nous qui croyons que la fonction fait l'organe, le développe et l'entretient, aux dépens même de l'organe voisin et souvent de l'organisme entier, et que la mort d'un élément, d'un organe, d'un individu, les suppose séparés des sources alimentaires, nous invoquerons plus volontiers l'énergie fonctionnelle du poumon, pour le rattacher à la vie par des liens plus intimes, par le renouvellement des sucs, le rajeunissement des cellules. Nous allons donc continuer à requérir, comme antagonistes de la phthisie, de la fin pulmonaire, toutes les causes qui directement ou indirectement concourent à subvenir à sa nutrition, à empêcher la scrofule (si l'on veut appeler ainsi la pauvreté anatomique), d'y entreprendre son œuvre destructive, en faisant succéder aux éléments fixes et normaux, des éléments rudimentaires et transitoires.

C'est ainsi que les exsudats pleuraux, en amenant l'affaissement du thorax, la compression d'un poumon, rendront son réseau capillaire inadéquat avec la masse sanguine que l'autre poumon ne suffit plus à artérialiser, alors ils produiront une prophylaxie comparable à celle qu'on a si souvent signalée dans les dernières périodes de la grossesse et qui est bien réelle. « Cette femme est atteinte de phthisie, répétait Natalis Guillot, mais soyez sûrs qu'elle n'en mourra pas, avant l'accouchement. » Il énonçait le fait sans l'expliquer, et peut-être avait-il recours aux voies providentielles. Mais les exsudats pleuraux et la grossesse ne sont pas seuls à faire ainsi : les tumeurs abdominales, ovariques et autres, qui refoulant le diaphragme, laissent peu d'espace au jeu pulmonaire, sont bien rarement compliquées de phthisie, mais comme pour la grossesse, l'évolution d'une phthisie peut être très-rapide après la délivrance.

Laënnec avait déjà signalé la rareté de la phthisie dans les catarrhes chroniques, l'emphysème vésiculaire et les dilatations bronchiques. Rokitansky signale encore la très-grande rareté de la phthisie dans la première enfance, où le volume prédominant de l'abdomen amène la compression et la condensation du tissu pulmonaire. Bien plus remarquable est encore cette immunité à peu près constante, dans certaines affections du centre circulatoire et des gros vaisseaux. L'expérience la confirme tous les jours. Les personnes qui souffrent d'un rétrécissement des orifices ou de tout autre obstacle à la libre expression des cavités cardiaques, sont à peu près certaines d'éprouver une dilatation, une hypertrophie du cœur, mais elles ne le sont pas moins d'échapper à la tuberculose. Il en est de même pour les vices de conformation acquis ou congénitaux, quand ils amènent la stase veineuse, la cyanose avec cette hypertrophie qui donne, pour ainsi dire, la mesure des obstacles mécaniques. Dans tous ces cas, l'artérialisation se fait mal et très-lentement, le sang est moins oxygéné. C'est à sa vénosité, à sa cyanose que Rokitansky rattacherait principalement l'indemnité contre la phthisie. Mais on peut, tout aussi bien, et comme nous le montrerons plus loin, mieux encore la rattacher à la stase sanguine, car les poumons restent continuellement gorgés de liquide, et la pneumonie caséeuse ne saurait survenir. Traube dit n'avoir jamais vu de phthisie coïncider avec un rétrécissement de l'oreillette gauche et l'hypertrophie consécutive du ventricule droit. Mais la scène change pour les affections du cœur qui ne s'accompagnent point de ces engorgements pulmonaires, si communs même pour l'insuffisance des valvules aortiques ; alors la phthisie peut s'observer fort souvent, et ce sera surtout dans les cas de rétrécissement congénital de l'orifice de l'artère pulmonaire que l'on remarquera une prédisposition réelle à la pneumonie caséeuse. Les personnes qui présentent cette anomalie cardiaque succombent bien plus souvent à la phthisie pneumonique qu'aux manifestations de l'hydropisie et de la cyanose, après leurs vingt premières années.

Certains auteurs, tels que Farre et Travers, en 1815, Grégory en 1822, Louis en 1826 avaient déjà mentionné cette coïncidence de la phthisie pulmonaire avec le rétrécissement de l'artère pulmonaire ou de son orifice. Frérichs rapporte deux belles observations : le diagnostic avait été fait pendant la vie, et il avait porté sur la maladie du poumon et sur celle du cœur qui tenait la première sous sa dépendance. Nous suivons nous-même en ce moment l'observation d'un cas tout semblable : chez ce malade obligé de parer à une double atteinte, le traitement est fort difficile. Enfin, Lebert de Berlin vient de relever dans la littérature médicale, un assez grand nombre de ces coïncidences, cardiaque et pulmonaire. Waldenburg, auquel nous devons un si grand nombre de renseignements, observe que la persistance du trou oval, dans tous les cas à peu près où elle fut constatée, fut suivie de phthisie. Or, douze fois sur vingt-quatre, il y avait pourtant cyanose très-marquée, ce n'est donc pas l'artérialisation paresseuse de Rokitansky, la diète respiratoire de M. Jourdanet qu'il faut invoquer contre la phthisie, mais bien cet engorgement des poumons : il est exceptionnel, quand le trou oval persiste, tandis qu'il est la règle, quand les valvules mitrales sont atteintes. Au contraire, si les artères pulmonaires sont rétrécies, le poumon sera médiocrement humecté, et les exsudats deviendront caséeux.

Des raisons semblables nous expliquent cette immunité de phthisie que Laënnec reconnaissait déjà chez les sujets atteints d'emphysème vésiculaire, de dilatations bronchiques, de bronchorrée. Chez les uns, la surface de l'hématose est réduite, et la stase sanguine s'accroît dans les capillaires comprimés ; chez les autres, la blennorrhée habituelle des bronches fournit une expectoration ténue, facile à détacher, en somme peu favorable à la caséification des éléments cellulaires.

Tous ces phénomènes, si l'on veut y prendre garde, viennent prêter leur appui significatif aux propositions que nous avons avancées dans la première partie de notre mémoire, quand nous avons parlé du climat des hautes cimes et vanté bien au-dessus de la médication thermale, son influence régulatrice de la circulation pulmonaire, stimulante de la vitalité fonctionnelle, de la nutrition, régénératrice, dirons-nous, des organes de l'hématose. En effet, la gymnastique qu'elle leur imprime est bien la seule qui convienne à leur nature : comme leurs fonctions, cette gymnastique doit être seulement aérienne. « La vie, dit Herbert Spencer, n'est qu'une adaptation continuelle des relations internes aux relations externes ». Le stimulant des poumons c'est l'air, les muscles veulent des tractions, la peau réclame des excitations externes, des frictions, une circulation périphérique.

Ces idées rencontreront peut-être beaucoup d'adversaires : en France on trouva toujours la phthisie pulmonaire tellement automnale et poétique qu'on ne chercha guère à expliquer la « chute des feuilles mortes. » Laënnec, qui savait tout sur elle, excepté ses causes, fit, le jour où il en fut atteint, exactement le contraire de ce qu'il fallait. Pour en guérir, il descendit encore les pentes au lieu de les remonter et courut des promenades sur l'Océan. Il en mourut. Cependant, nous rencontrons chez un de nos excellents maîtres, M. Peter, certaine concordance : « La phthisie, disait-il, débute par les sommets et comme je vous le ferai voir, les sommets des poumons ne se tuberculisent ainsi de préférence que parce qu'ils sont la partie la moins fonctionnante d'un organe que la pauvreté de sa structure et de sa vitalité prédispose, entre tous, à la déviation tuberculeuse. »

Depuis longtemps les chasseurs de profession, nous donnent l'appui de leur expérience et de leur routine. Ceux qui se sentent faibles de poitrine, essaient d'y remédier en soufflant dans le cor de chasse et ils réussissent souvent. Grissolle, fut lui aussi, disposé à croire que l'exercice de la voix pouvait diminuer plutôt qu'augmenter le nombre des phthisiques. Il se fonde sur la communication de

M. Benoît de Châteauneuf : elle signalait une mortalité phthisique de un sur sept, chez les soldats en général, et seulement de un sur quatorze, chez leurs musiciens. Il nous a semblé bien des fois à nous-même, que les personnes enlevées par la phthisie, avaient possédé, même avant les atteintes du mal, une voix moins ample et moins sonore que la plupart des autres. M. Guéneau de Mussy, signale chez beaucoup d'entre elles, à l'époque de la puberté, quand la voix de l'enfant vient à se transformer en celle de l'homme, certaines hésitations du larynx. Le courant d'air ne frappe pas avec une intensité régulière et proportionnelle, les cordes vocales accrues dans leur volume et leur longueur. Le timbre est inégal, des tons aigus succèdent brusquement à des tons graves; ces phénomènes d'ordinaire à peine sensibles, persistent longuement chez les sujets qui plus tard succomberont à la phthisie. Nous pouvons témoigner en faveur de ces assertions, car elles nous ont immédiatement rappelé quelques-uns de nos camarades de collége, enlevés depuis par la consomption pulmonaire.

Les cordes vocales et l'élasticité expiratrice du poumon, cesseraient donc d'obéir à un rapport synergique d'ampleur et de tension. On sait les affinités remarquables qui existent entre le développement du larynx et des organes génitaux. Moins favorisé dans sa nutrition, le poumon n'a pu les suivre d'un pas égal, et dès lors, faut-il interpréter dans ces hésitations prolongées de la voix, cette confidente des organes sexuels, l'aveu d'une virilité inopportune? Le poumon n'était pas encore en possession de sa capacité vitale; surpris à l'improviste, c'est encore un enfant qui parle dans le corps d'un homme. Désormais tout espoir est perdu pour lui, car sa nouvelle compagne, profondément égoïste, s'inquiètera peu de sa faiblesse, elle en profitera même, comme toute vie parasitaire, en multipliant des promesses prolifiques qui fort heureusement pour l'humanité future, n'aboutissent guère.

On a dit que les eunuques succombaient fort rarement à la phthisie, proportion gardée. Cela se comprend, puisque la castration leur épargne les dépenses supplémentaires de l'un et l'autre sexe. Les cordes vocales ne s'allongent pas chez eux, et gardent les notes élevées de la seconde enfance.

C'est bien quelque chose, d'échapper à la tuberculose et de posséder à jamais dans son larynx une vocalisation séraphique. Pourtant, si l'on considère que la plupart d'entre nous, tous, peut-être, préfèrent les instincts de libre propagande à d'égoïstes immunités et leurs voix magistrales à des trémulations féminines, une octave de moins dans la glotte et des membres de plus dans la famille, on donnera raison à Hœckel contre les pratiques de Rome et Stamboul. Tant pis, si nous offensons le Grand-Turc et sommes réduits à recourir aux comités Nihilo-Russes et Panslaves, nous n'en condamnons pas moins ces procédés radicaux, même à titre prophylactique de la consomption pulmonaire.

Sur le point de terminer ces considérations sur le développement historique de la tuberculose et son évolution morbide, nous tenons à rendre justice à chacun. Nous nous sommes largement appuyé, répétons-nous, à propos de l'histogénèse des cellules géantes, sur les recherches de Ziegler et presqu'aussitôt après la publication de son mémoire, nous avons pu vérifier à Vienne, quelques-uns de ses résultats. Ziegler, dans son travail, cite beaucoup d'Allemands, et c'est fort bien ; il indique aussi beaucoup d'Italiens, connus seulement de Dieu le Père et des leurs. A la vérité, il les cite uniquement pour les contredire. Par patriotisme, sans doute, il ne donne pas de nom français. Il faut désespérer de voir la courtoisie prendre pied de l'autre côté du Rhin. Il en serait d'elle, à peu près comme des grandes cellules. Elle y meurt sans rien fonder de définitif. Ces points de bonne éducation, qu'on trace chez nos voisins, s'effacent bientôt sur un sol impropre, avant qu'un courant vasculaire d'alimentation ait eu le temps de s'établir et d'en faire l'entretien. D'ailleurs, leur mérite en micrographie est grand, aussi grand même qu'en balistique. Leurs yeux se transforment en loupes, comme leurs mains en catapultes. Mais d'après cette loi, que nous mettons constamment en avant, la loi du balancement des forces, en concentrant celles-ci sur quelques points, ils les laissent singulièrement amoindries sur d'autres, et chez eux, à côté de régions favorisées et lumineuses , bien d'autres, comme leur industrie, restent dans une ombre épaisse. Sans doute, ils préfèrent en ravir les brillants résultats au moyen de leur autre spécialité, la balistique ; mais un jour ou l'autre, les grandes casernes, pour lesquelles leur orgueil applique encore les verres grossissants des histologues, feront aussi comme les cellules géantes ; loin de la circulation générale, elles tomberont en nécrobiose et disparaîtront d'un sol étranger et d'usurpation. Ceci, c'est encore l'histoire du tubercule et de toutes les productions accidentelles ou envahissantes.

CHAPITRE III

La dégénérescence ganglionnaire peut être cause de manifestations morbides disséminées.

Nous avons enfin terminé pour la consomption pulmonaire, étudiée dans ses deux causes génératrices : phthisie inflammatoire simple et phthisie tuberculeuse. Nous avons démontré quelle pouvait être la part de la scrofule, dans son étiologie. Mais les domaines de la scrofule, comme on a pu le prévoir, s'étendent beaucoup plus loin, et dans l'état actuel de nos connaissances, il est aussi difficile d'en fixer les limites, que de donner une bonne définition de l'autorité régnante. Si peu exigeant que soit l'esprit, il ne saurait être satisfait des propositions que l'on a jusqu'à ce jour avancées sur la scrofule. Ce sont plutôt des tâtonnements que des descriptions, des esquisses vagues plutôt que des portraits aux contours bien saisis. Mais il est un point où l'on est presque toujours sûr de rencontrer une fois ou l'autre la vagabonde souveraine. Ce point, c'est le ganglion malade et dégénéré. C'est de ce quartier-général, que rayonnent le plus souvent ses émissaires dans la phthisie tuberculeuse. Mais cette influence, on nous l'accordera bien, ne saurait être limitée aux poumons. Dès lors, ces inflammations variées que l'on rencontre chez les individus « dits scrofuleux », comme par exemple : ces affections de la peau si rebelles, les ophthalmies de mauvaise nature, les caries osseuses, ne pourraient-elles avoir puisé leur point de départ dans la résorption de particules caséeuses échappées d'un ganglion et n'être ainsi que des affections secondaires ? Les choses doivent se passer ainsi dans bien des cas, et probablement il s'établit entre le ganglion et l'économie, un cercle *vicieux* surtout au point de vue physiologique. Cette fois encore, nous nous trouvons en présence de lésions, d'origine analogue à celles qui suivent chez les animaux, les inoculations de matières sceptiques, mais l'inoculateur est tout autre, c'est le ganglion.

En outre de la tuberculose des poumons et d'autres viscères, Panum et Villemin avaient observé chez les animaux inoculés, des maladies de la peau. Waldenburg a porté sur ces manifestations scrofuleuses une attention spéciale. Il a vu des inflammations purulentes de la plèvre, du péricarde et du péritoine, des infarctus caséeux dans les muscles, des inflammations caséeuses du foie, des inflammations parenchymateuses des reins, accompagnées d'albumine dans les urines, des hyperplasies de ganglions lymphatiques et tout auprès, la métamorphose caséeuse, des suppurations dans le tissu cellulaire souscutané, des caries des os, surtout des maxillaires.

Les affections des yeux étaient le plus souvent fort caractéristiques ; elles commençaient régulièrement par une conjonctivite purulente, puis, apparaissaient des affections de l'iris et de la cornée : celle-ci se perforait et le globe entier tombait en phthisie.

Chez les cochons de mer surtout, il a constaté de curieuses affections de la peau : elles débutaient par un psoriasis écailleux. Le poil tombait, des papules montaient, devenaient quelquefois hémorrhagiques. Une fois, il put assister à la formation d'un lupus analogue à celui de l'homme. D'autres fois, les papules se sont transformées en excroissances cornéennes, elles tombaient finalement, pour laisser au-dessous, des surfaces abcédées ou sanguinolentes, et la guérison survenait presque toujours. Tout ceci ressemble fort à la scrofule humaine. Il semblerait que les particules morbifiques font naître des tubercules quand elles sont fines et disséminées, mais que des inflammations pyogéniques leur succèdent, quand elles concentrent leur nombre et leurs effets en une région. Panum a vu chez les animaux, la maladie de peau succéder à l'insufflation de l'air dans les veines. Waldenburg ne conteste pas ce résultat, il le croit probable, et il se demande si les mauvaises conditions hygiéniques dans lesquelles vivaient les animaux, le manque d'air et de lumière n'ont pas influé sur les apparitions scrofuleuses. Elles se manifestaient seulement, après les expériences faites en hiver; une seule, d'ailleurs presque insignifiante, se produisit en été.

Nous avons vu, nous aussi, des manifestations scrofuleuses apparaître chez des lapins enfermés dans une établerie trop étroite et rendue immonde par le voisinage d'étables à porcs : ils succombaient successivement à des lésions caséeuses de différents organes, et peut-être à la tuberculisation pulmonaire. Néanmoins les manifestations de scrofule externe étaient infiniment moins accusées que chez les animaux inoculés; d'où il faut conclure que la scepticité chez ces derniers, dépendait moins des conditions hygiéniques que de la lancette. Mais qu'importe! Qu'ils soient introduits par une atmosphère viciée, ou par l'intermédiaire d'un instrument, les corpuscules pathogénésiques exercent dans l'organisme une action inflammatoire et destructive. Le ganglion, cette âme de la vie végétative, en reçoit l'influence directe ou sympathique; par l'un ou l'autre mode d'impression, il devient malade, et il l'est encore quand les autres tissus sont délivrés. Pour guérir enfin, son meilleur expédient c'est de se débarrasser de ce qu'il a reçu de mauvais. Il ne peut le faire qu'en se vidant à son tour, par les vaisseaux efférents, dans l'économie qui subit alors la peine du talion. Il est admis aujourd'hui, sinon par tous les médecins, du moins par la plupart, par tous ceux, pouvons-nous dire, qui se tiennent au courant du progrès, que la scrofule ganglionnaire peut être le point de départ de la pneumonie caséeuse, de la phthisie simple et de la phthisie tuberculeuse. Dès lors, il nous semblerait bien étrange, que cette même scrofule ganglionnaire ne puisse évoquer en même temps, ou plutôt, indépendamment des lésions pulmonaires, des troubles, en d'autres organes, troubles moins graves, par la nature même des parties affectées. La matière caséeuse ne prend pas toujours le chemin du poumon, fort heureusement. C'est ainsi que le ganglion, souvent affecté secondairement, peut devenir à son tour, pour d'autres organes, un *centre originel* d'irruptions pathologiques, par migration de son contenu dégénéré. D'ailleurs, les glandes peuvent, elles aussi, comme tout autre organe, être primitivement affectées. Velpeau, il est vrai, regardait les engorgements lymphatiques, comme une maladie secondaire et symptomatique : « La plus petite lésion, nous dit-il, peut provoquer une adénite. » Son coup d'œil perçant avait même devancé les résultats des expériences de Sanderson et

Wilson Fox, quand il écrivit en 1823 « que tout exutoire est une cause de maladie, que toute suppuration expose à d'autres suppurations. » Mais en face de cette opinion trop exclusive qui tendrait à rayer de la scrofule, l'affection ganglionnaire, il est bien des malades où l'on ne peut rencontrer ces causes éloignées et mécaniques, et de toute nécessité, il faut admettre des causes internes et prédisposantes, « cette organisation défectueuse des ganglions », invoquée jadis par Sylvius et Ackermann, soutenue tout récemment par Buhl et Virchow, organisation qui les rend vulnérables par cause interne, et ferait de ces réservoirs, des centres primaires d'irradiation morbide. De mauvaises conditions d'hygiène, entravant le travail élaborateur des glandes, appauvrissant leurs ressources vasculaires, peuvent amener leur dégénérescence. C'est ainsi que nous avons vu chez des jeunes gens avides de se soustraire au service militaire, survenir à la suite d'un régime débilitant et de pratiques malsaines, des engorgements ganglionnaires durables. Il nous a été impossible d'en rattacher l'apparition à aucune lésion extérieure : La scrofule est venue de toutes pièces prendre place dans un organisme auparavant indemne, et chose remarquable, des pneumonies ont paru lui succéder.

Nous croyons en effet, que les ganglions peuvent être malades sous l'influence d'un principe général, inhérent à l'organisme, héréditaire ou même acquis, et qu'ils peuvent verser ensuite en différents points, des produits très-éloignés de leur état primordial. Il serait difficile de s'expliquer autrement la persistance et les récidives de ces inflammations multipliées auxquelles sont sujets les gens « dits scrofuleux ». Admettre une source interne, d'où la matière nocive s'écoule de temps à autre, ne répugne nullement à leur physionomie pathologique. Chez ces personnes, répète-t-on à satiété, la peau est fine, les tissus délicats, la nutrition appauvrie : mais cette fin banale de tout paragraphe n'explique rien, et beaucoup de scrofuleux, comme chacun peut s'en convaincre, présentent un tout autre aspect. Primitive ou secondaire, la scrofule ganglionnaire est une menace permanente pour l'organisme : ses molécules morbifiques peuvent en s'insinuant ailleurs déterminer des troubles de différente nature, suivant l'importance des tissus envahis, trouble dont le résultat serait ici une ophthalmie, une otite, là, le tubercule, ailleurs des ulcérations diverses : nous croyons avec Virchow, « que toute dyscrasie durable, dépend de l'apport durable de substances nuisibles, provenant de certains points. »

Nous pouvons encore comparer ici cette modalité de l'évolution scrofuleuse avec d'autres faits analogues dans la dyscrasie syphilitique, où les ganglions verseraient dans le sang de nouvelles poussées virulentes. Nous avons observé plusieurs cas de syphilis constitutionnelle, où la disparition de pléiades inguinales fut suivie d'explosions tertiaires, d'exanthème ou d'impétigo. Deux fois, chez des syphilitiques affectés de paralysie du moteur oculaire externe, nous avons constaté « un engorgement du ganglion auriculaire postérieur ». L'un d'eux fut observé en même temps que nous, par un oculiste distingué, le docteur Dufour de Lausanne : c'était sur un voyageur de commerce qui depuis six ou sept ans, s'imaginait n'avoir plus rien à fournir à son opiniâtre cliente. Très-vraisemblablement, dans l'un et l'autre cas, le mal avait tiré son origine du ganglion révélateur. Sans un pareil recours, l'esprit s'expliquerait bien difficilement ces longs sommeils d'une maladie qui reparaît au moment le plus inattendu, le plus souvent après des secousses morales ou physiques. Nous nous rappellerons toujours un cas que nous montrait à Londres, le distingué professeur Hutchinson : quarante années s'étaient écoulées depuis l'accident initial. Le malade n'avait pas fait de traitement, il n'avait pas eu, disait-il, d'accidents secondaires, ses six enfants étaient sains et lui souffrait, depuis quelques mois de gommes syphilitiques à la tête.

CHAPITRE IV

Des différents modes de traitement appliqués à la scrofule ganglionnaire : les injections, le bistouri, l'aspiration, les eaux minérales.

Les ganglions seraient donc bien souvent, des collecteurs de molécules sceptiques, venues à différents titres, s'implanter dans l'organisme. Ils s'altèrent, avons-nous dit, sous cette influence. La meilleure thérapeutique consisterait donc à attaquer le mal dans cette nouvelle source, à retirer l'épine du ganglion lui-même. Le plus ordinairement, on a recours aux préparations iodées, en pommades ou liquides. A Londres, le professeur Morell-Mackenzie se préoccupe de guérir les engorgements glanduleux, ceux en particulier de la région cervicale, sans cicatrice apparente. Il injecte dans la glande, des solutions d'acide acétique. Quand il ne peut éviter la suppuration, il la fait sortir au moyen de l'aspirateur, muni d'une fine aiguille. Nous sommes d'avis que la méthode aspiratrice de M. Dieulafoy, peut encore ici, rendre de grands services. En vidant les ganglions, du pus caséeux qu'ils renferment, on pourrait vraisemblablement, prévenir les divers accidents morbides qui peuvent suivre la résorption de matériaux nécrobiosés, et éviter peut-être la phthisie elle-même. Il est difficile de concevoir les limites du nouvel horizon thérapeutique, ouvert aux praticiens par cette méthode qu'on pourrait instituer, comme « la prophylaxie mécanique de la tuberculose ».

Le Dr Mackenzie n'a jamais vu d'affection pulmonaire suivre son traitement : en effet, l'acide acétique, dont on connaît l'action destructive sur les epithelium, tout en attaquant les produits dégénérés, amène sans doute à la périphérie du ganglion, une prolifération, une inflammation du tissu conjonctif : Ainsi s'élèverait une barrière protectrice, entre la glande et les vaisseaux absorbants : Nous avons été témoin de ces procédés, et nous avons pu constater la guérison rapide et sans difformité qui les couronnait.

Mais tous les engorgements ganglionnaires ne sont pas accessibles aux injections du Dr Mackenzie, à la méthode aspiratrice de M. Dieulafoy. Bien des personnes n'osent se soumettre à la plus simple opération chirurgicale. En outre, la scrofule étend son influence sur bien d'autres éléments que les glandes : enfin, attaquer la phase adénopathique, n'anéantit pas le vice constitutionnel, il faut donc recourir à un traitement plus généralisé dans sa distribution, plus radical dans ses effets : « Ce sera le traitement médical. » Bien des agents tirés des deux règnes, ont été tour à tour opposés contre le lymphatisme et la scrofule. Nous ne voulons ni les énumérer, ni discuter leurs vertus salutaires. Pas un seul, néanmoins, ne s'est montré spécifique de la maladie qu'il était appelé à combattre, maladie, qui elle aussi, n'a rien de spécifique.

Dans ces derniers temps, on a tiré grand parti du traitement hydro-minéral. Les bains de mer et l'atmosphère marine ont rendu de grands services, en excitant la vitalité de constitutions alanguies, en produisant sur les lésions externes, une action détersive et cicatrisante.

« Mais, dit M. Durand-Fardel, ce qu'on fait à la mer, c'est de l'hydrothérapie, beaucoup plus qu'une médication minérale. » Il faut, avons-nous dit, instituer contre le principe morbide, un traitement interne et médicamenteux. Les inductions théoriques ont fait rechercher dans ce but, les eaux chlorurées-sodiques fortes, les eaux sulfureuses et les eaux bromo-iodurées. « Les premières, dit M. Durand-Fardel, représentent la médication spéciale des scrofules »; pour M. Bazin, ce seraient les eaux sulfureuses ; « mais, dit Astrié, les eaux sulfureuses agissent dans les scrofules, peut-être plus sur l'ensemble des fonctions générales qu'elles relèvent et surtout sur l'appareil sanguin qu'elles stimulent, que sur la diathèse scrofuleuse elle-même. » Quant aux eaux iodurées, bien que théoriquement indiquées, l'expérience n'est pas encore faite à leur égard. Toutefois les données que la clinique a déjà recueillies, leur semblent favorables et accusent nettement leurs propriétés résolutives.

C'est bien ici l'occasion de parler des eaux de la Bourboule : leur application contre la scrofule n'y manque pas d'obtenir ses plus brillants triomphes : elles furent appréciées à ce titre, bien avant que l'analyse et la théorie soient venues les recommander. Leur réputation spéciale contre les manifestations strumeuses, était aussi peu contestée que leur détestable installation, quand la science est venue s'occuper d'elles. Et c'est alors qu'en reconnaissant dans leur riche minéralisation, trois principes culminants : l'arsenic, le chlorure de sodium et le bicarbonate de soude, on s'est expliqué les merveilles de leurs cures. On a cherché depuis, il est vrai, à combattre au moyen de leur minéralisation puissante bien d'autres affections. Nous, qui tenons à nous renfermer dans les limites de l'expérience physiologique et de la tradition, laisserons aux virtuoses de l'hydrologie et aux marchands d'eau, la tâche périlleuse d'en faire une panacée, ou quelque succédané de la douce Revalescière. D'ailleurs, nous leur trouverions plutôt une saveur qui rappelle celle de l'eau de mer, dont les infiltrations aux époques primordiales et primaires, provoquèrent le soulèvement du plateau central et firent jaillir aux âges suivants, les volcans aux pieds desquels elle se minéralise aujourd'hui. « Ce ne sont pas seulement des bains de mer, en pleine terre, » comme disait en 1867, la brochure anglaise de Robert Cross, frappé de leur minéralisation marine, ce sont des bains de mer, chauffés, électrisés par l'action volcanique. C'est une eau de mer devenue potable par la disparition à peu près complète des sels de magnésie, et conservant encore des iodures et des bromures. Aussi, maintenons-nous hardiment leurs anciennes prérogatives et pour résumer notre opinion, sur la valeur thérapeutique de cette succursale des eaux marines, nous ne pouvons mieux faire que de citer les conclusions d'un maître éminent en matière d'eaux minérales, celles de M. le Dr Rotureau. « Que l'on ait affaire à une scrofulide, à un engorgement des ganglions lymphatiques, avec ou sans ulcérations, à un boursouflement et à une suppuration des membranes muqueuses, auriculaire, oculaire ou pituitaire, etc., à une tumeur blanche, quelque avancée qu'elle soit, et quelque articulation qu'elle occupe, à une carie superficielle ou profonde des cartilages et des os, à une incurvation de la colonne vertébrale provenant du rachitisme ou de la résorption suppurative d'une ou de plusieurs vertèbres, à une nécrose profonde, les eaux de la Bourboule à l'intérieur et à l'extérieur, conduisent souvent les malades à une prompte amélioration, et plus tard à une guérison complète. Ajoutons, et cela a une grande importance, que les eaux minérales de la Bourboule ont une action curative d'autant plus marquée, que les accidents strumeux sont plus profonds et par cela même plus graves. »

Ces lignes, consignées dans le dictionnaire encyclopédique des sciences médicales, concordent parfaitement avec les convictions qu'inspirent à l'inspecteur actuel de la station, M. le Dr Peyronnel, sa longue expérience de nos thermes. Notre judicieux collègue indique nettement dans sa brochure les succès de la médication bourboulienne, sans dissimuler ses revers. Nous trouvons ses remarques sur la coxalgie pleines d'intérêt : il nous permettra de les citer : « A la Bourboule, comme ailleurs, dit-il, cette affection est d'une cure difficile et rare. Les cas où nous l'avons obtenue, appartenaient tous à la classe des gens riches... Je ne me souviens pas d'avoir vu une coxalgie guérir chez les gens pauvres. »

Ces aveux viennent confirmer l'opinion que nous avons exprimée à plusieurs reprises, sur la médication essentiellement altérante de la Bourboule, médication qui demande aux tissus une désassimilation constante : aussi l'organisme, s'il n'est pourvu d'une alimentation substantielle et d'excellentes conditions hygiéniques, ne saurait suffire à la réparation.

CHAPITRE V

Les divers âges à la Bourboule. — Spécialité curative contre les affections de l'enfance.

S'il faut accumuler les preuves, pour rendre palpable aux plus incrédules, l'action perturbatrice et substitutive des eaux arsénico-bourbouliennes, nous citerons encore comme des plus probantes, les influences variées, produites par son administration, aux divers âges de la vie et sur les tempéraments plus ou moins robustes. Ces eaux impuissantes, pernicieuses peut-être, contre certaines coxalgies, les arthrites graves qui sévissent sur les classes nécessiteuses de la société, ne sont pas moins redoutables contre les lésions avancées de la tuberculose. Bien plus : appliquées à cet âge où l'homme descend l'autre versant de la courbe marquée à son existence, elles rendront bien rarement les services qu'on en réclame, à moins que l'organisme, par un privilége de race aujourd'hui bien rare, ne retienne encore une vigoureuse empreinte des ressources de l'adolescence et de la virilité.

Sinon, elles sont difficilement supportées, et fatiguent sans compensations utiles, les forces digestives. On est obligé de surveiller attentivement et de suspendre souvent leur emploi : le temps se passe, sans amener de progrès notables vers la guérison. Il en est de même chez les personnes de l'âge adulte, lorsqu'une constitution débile ne sait pas puiser, dans les forces assimilatrices languissantes, les ressources exigées pour la réaction. Dans tous ces cas, les eaux sans qu'on puisse leur imputer des influences nuisibles répugnent bientôt aux malades, si l'usage n'en est pas sagement mesuré.

Toute autre est leur action, chez les sujets encore dans la plénitude de l'adolescence et des forces digestives : elle est merveilleusement tolérée. L'appétit se conserve intact, et le plus souvent, il est même sensiblement augmenté. Parfois, la langue peut devenir saburrale, mais c'est un phénomène qui disparaît, sans amener l'inappétence. Il en est ainsi chez les goutteux et les psoriasiques, quel que soit leur âge et chez tous ceux qui sont malades « de la dartre des gens forts » comme s'exprime M. Hardy.

C'est qu'en effet, dans tous ces cas, les matériaux abondent pour la désassimilation, et les forces nutritives et plastiques existent habituellement dans toute leur intégrité.

Nous venons de constater, en remontant de la vieillesse à l'âge mûr, l'aptitude progressive de la médication arsénico-bourboulienne contre la plupart des claudications de la vie végétative. Nous arrivons insensiblement vers l'autre extrémité de la courbe vitale, vers cet âge où la vie et la mort semblent se disputer la victoire avec le plus d'acharnement, où les forces plastiques, malgré toute leur vivacité, ont peine à résister contre le nombre des forces destructives, âge marqué par la sélection, pour son impitoyable épreuve et parfois d'autant plus frappé dans un pays, que le mouvement ascensionnel de la population est plus actif. L'enfance de l'homme, comparée aux autres phases de son développement, supporte la part la plus large du tribut imposé par la scrofule à l'humanité. Nous contenterons-nous de dire avec Velpeau, que c'est parce que chez elle « les fluides, les vaisseaux blancs ou leurs dépendances, prédominent à tel point, ou sont doués de qualités telles, que la moindre cause, le moindre trouble, y amène des changements suivis d'engorgements, d'infiltrations, d'adénites, d'inflammation? » Dire que les fluides blancs sont doués de propriétés morbifiques anormales, c'est reculer, sans rien résoudre, la difficulté du problème. D'où viennent ces propriétés morbifiques, chez l'être qui commence de vivre? Il faut bien admettre qu'elles lui sont transmises, et le mieux que pourra faire son organisme, c'est de s'en débarrasser au plus tôt et par le plus court. Ainsi fait-il : la plupart des maladies de cet âge, sont autant d'efforts de la force vitale en voie d'expulser des principes hostiles. Gourmes et fièvres éruptives, suppurations ganglionnaires, dartres impétigineuses vont et viennent, et quel que soit le système régnant en médecine, le vulgaire, fort de l'expérience amassée par des siècles, se refuse obstinément à l'usage d'applications externes « qui pourraient, dit-il, repousser le mal au-dedans. » C'est qu'en effet, l'enfant, tout à l'inverse du vieillard, a bien plus à craindre de l'ennemi intérieur que de celui du dehors. La nature le fait solidairedes fautes d'autrui, et comme chacun n'est guère prudent que pour soi, l'enfant vient au monde, chargé bien souvent d'un terrible héritage. Mais la nature, pour réparerla sévérité de ses lois, injustes peut-être pour l'individu, l'a fort heureusement doué de forces assimilatrices, sans cesse en action ; la sève abonde et se renouvelle constamment dans les racines : aussi peut-il dépenser beaucoup dans la lutte et la soutenir longuement, à moins qu'un rouage ne se brise inopinément, dans le mécanisme vital. Il ne faut donc pas s'étonner, si c'est auprès des enfants que la médication bourboulienne obtient ses succès les plus nombreux et les mieux marqués. C'est là précisément où il y a le plus à émonder, que ses propriétés altérantes sont le mieux supportées. Quant à ses propriétés reconstituantes, qu'on étale sur les prospectus, sans s'expliquer à leur égard, nous craignons bien qu'elles soient plutôt, la propriété de l'organisme, qui saura de lui-même, une fois débarrassé d'éléments rebelles à sa puissance assimilatrice, « se reconstituer en silence. »

C'est ainsi que nous expliquons le triomphe incontestable des eaux de la Bourboule et de Fenestre contre les affections de l'enfance, triomphe qui menace de peupler un jour la station, d'une clientèle non moins bruyante que les exclamations minérales de certains propriétaires aqueux.

Cette fois encore, la Bourboule s'est affirmée elle-même par ses cures multipliées et « faites à la sourdine » pour ainsi dire, car nous ne savons pas qu'aucune publication ait jamais préconisé ses effets salutaires, contre les affections des enfants. Ils sont allés à elle, sans qu'elle les eût appelés et tous les ans reviennent en plus grand nombre, bien qu'on leur ait, maintes fois, brûlé le dos de douches infernales, procédé qu'ils ne supportent pas toujours avec laconisme. Mais « leurs pleurs, » comme dit Hugo, « *sont vite apaisés.* » Inutile d'ajouter, que l'eau en boisson est fort bien supportée, beaucoup la prennent avec plaisir, ce qui est toujours d'un bon augure, et puis ils courent avec une pétulance redoublée vers le parc immense et tout ensoleillé de Fenestre reprendre leurs jeux et pigmenter leur peau. Il est bien rare que des troubles digestifs, viennent interrompre la cure, et nous pouvons rapprocher ici, cette singulière tolérance de la médication bourboulienne, chez les enfants, d'une tolérance analogue notée par le Dr Charles Isnard, pour les préparations arsenicales pures, administrées au même âge. « L'enfance, dit-il, a le privilége de supporter l'arsenic, mieux encore que l'âge adulte : cette aptitude qu'ont les enfants de tout âge pour la médication arsenicale, est très-utile dans la pratique. C'est ainsi que je puis habituellement leur faire prendre, sans le moindre effet toxique, des doses proportionnelles plus fortes, de 1/4, 1/3, 3/4. »

Cette remarquable coïncidence de nos observations à la Bourboule, avec celles que le Dr Isnard, si versé dans l'étude et le maniement de la pharmacie arsenicale recueillait à Marseille, prête une autorité confirmative, aux opinions que nous avons tant de fois émises, sur la thérapeutique générale des eaux de la Bourboule, Fenestre et le Mont-Dore, et de l'arsenic en particulier, thérapeutique véritable, dans le sens légitime du mot et qui n'a rien à faire avec les élixirs et les composés analeptiques, qu'inscrivent à la dernière page des journaux et sur les affiches murales, tant de personnages grands et petits, tous coiffés à la Mangin. Mettons franchement de côté, ce plasma minéral du sang, qui pourrait avoir de désastreuses conséquences pour le public et pour la Bourboule aussi, en attirant à ses thermes, une clientèle bientôt tristement désabusée. Les ingénieux rapprochements de M. Gubler, sont dignes d'éveiller la curiosité, mais il y a loin de ces vues de l'esprit, aux idoles d'une industrie rapace. Laissons à l'huile de morue, au quinquina, aux viandes rôties et près de leurs foyers, les individus cacochymes, épuisés par de longues maladies, des hémorrhagies répétées, tous ceux qui ont besoin de refaire leur sang et n'appelons que ceux qui ont besoin de le corriger, de stimuler la paresse de leurs fonctions digestives, de fouetter leur économie; *de se bourbouliser*, en un mot. Faisons venir les enfants en plus grand nombre; rappelons aux parents, combien il est dangereux de laisser l'enfance transmettre à la puberté, des engorgements ganglionnaires : la pathologie expérimentale, les observations de grands cliniciens, d'esprits émérites, tels que Walshe, Waldenburg, Rilliet et Barthez, ne laissent plus de doute sur l'influence générative que la scrofule ganglionnaire exerce sur la phthisie et la tuberculose de l'âge adulte. Le Dr Hayne de Munich, bien avant tous, avait osé dire que l'on trouve dans les ganglions bronchiques des enfants, le germe de tous les tubercules : « *Der Stammvater.* »

Il n'est pas toujours possible, d'appeler à son aide les procédés chirurgicaux, de prendre le bistouri, d'injecter les solutions acétiques du Dr Mackenzie, d'aspirer avec l'aiguille de M. Dieulafoy, la matière suspecte : les applications iodées ne sont pas toujours fidèles, et ne sauraient atteindre les glandes profondes. Il faut alors, faire passer par les voies circulatoires, un agent plus subtil que les instruments du chirurgien, un agent qui puisse s'insinuer dans l'intimité même de la trame organique. L'eau de la Bourboule avait déjà prouvé son efficacité fondante des intumescences ganglionnaires, bien avant qu'on soupçonnât les dangers qu'elles recélaient pour l'avenir. C'est peut-être, à ce mode d'action sur des glandes pathogénétiques, qu'il faut attribuer les succès obtenus dans les hôpitaux de Paris, avec l'eau de la Bourboule administrée chez les phthisiques. Bardeleben de Berlin, cite l'observation d'une jeune fille chez laquelle une phthisie floride bien constatée, fut deux fois enrayée et probablement guérie par l'extraction pratiquée en deux reprises, d'engorgements cervicaux. Virchow et Rokitanksy admettent d'ailleurs, une possibilité de résolution pour le tubercule jaune.

Eh bien, l'eau de la Bourboule en excitant l'échange moléculaire, le mouvement nutritif, en imprimant aux liquides une force de pénétration plus grande, pourra restituer aux ganglions la vitalité qui les abandonnait. Ceux-ci resteront bien au sein de l'organisme, mais ils pourront voir fluidifiés et fondus en masse graisseuse inoffensive, les éléments hyperplasiés qui les encombrent; la résorption se fera, bien avant qu'ils subissent la nécrobiose anémique et la transformation caséeuse.

C'est à dessein, que nous nous sommes étendus dans ce mémoire sur les relations étroites de la scrofule et de la phthisie, parce qu'elles sont généralement trop peu connues; et cependant, malgré les différences d'aspect, elles sont bien flagrantes. Nous avons énuméré les résultats obtenus par l'inoculation en différents pays, parce que trop de médecins encore traitent de chimérique ce qu'ils entendent dire à ce sujet. Un précepte souverain découle toutefois de ces données expérimentales, « c'est d'être prudent et circonspect dans le traitement externe des scrofules. »

Enfin, si la Bourboule, comme nous le croyons sincèrement, est appelée à rendre de grands services à l'humanité, ce sera surtout en prévenant la phthisie pulmonaire, car la puissance résolutive de ses eaux peut amener l'éradication de germes pernicieux. C'est à elle qu'on pourrait dire :

Principiis obsta.......

Une fois la phthisie déclarée et l'hémoptysie acquise, nous croyons à l'influence encore salutaire de son climat de montagne, alors que les eaux prises à domicile ne sont plus que d'une efficacité douteuse. Mais si les eaux peuvent descendre dans la plaine, si la Bourboule sait en quelque sorte aller souvent au-devant du malade, la montagne ne se déplace pas mieux aujourd'hui qu'au temps de Mahomet, et il faut aller à elle, quand on veut trouver l'espace libre aux mouvements respiratoires, l'air subtil et virginal, les forêts aromatiques.

Une fois que le jeune malade a porté son pied vacillant sur les plateaux, il doit chercher à l'affermir et pour cela, il faut un long séjour. Il ne s'agit pas de sacrifier quelques semaines, il faut utiliser des mois, des saisons répétées. Pour guérir, il faut en quelque sorte, refaire la poitrine. Quand la rigueur du climat ne permet plus de mener sur les cimes, la vie au grand air, la vie nomade, il faut, quand c'est possible, s'élancer à sa poursuite, sur les rives méditerranéennes de Provence ou d'Afrique, moins pour y chercher quelques rayons solaires et l'épargne de nos matériaux de combustion que pour y continuer la vie naturelle, la vie au dehors, comme fait et laisse faire Henry Bennett.

Mais à la montagne même, si les eaux dans cette phase de la maladie peuvent, comme certains confrères l'affirment, rendre encore des services, il faudra, néanmoins, se montrer réservé dans leur administration, surtout quand il s'agit des plus arsenicales et des plus sodiques.

Dans la phthisie torpide en effet et dans tous les cas où l'hémoptysie n'est guère à craindre, comme le poumon affecté, meurt, pour ainsi dire, par pauvreté anémique, par disette, n'est plus capable de refaire les éléments déchus, et tombe nécessairement en tuberculose, il est permis d'espérer que des eaux excitantes de la circulation, capables de créer une fièvre thermale, puissent porter remède. En donnant un coup de fouet à la perméabilité du sang artériel, dans des régions pulmonaires oubliées de lui, dans les sommets principalement, elles pourront leur infuser une nouvelle vie, et ce n'est pas autrement qu'agissent les Eaux-Bonnes.

Mieux enrore : si les fonctions digestives et assimilatrices sont encore susceptibles de quelque recrudescence, elles mettront vite l'organisme en état de rallier de nouvelles forces et de les porter sur la brèche pulmonaire. Quant à l'arsenic, nous n'oserions guère lui attribuer une vertu cicatrisante, sur les surfaces ulcérées. C'est tout au plus, si l'on pourrait admettre quelque influence modificatrice. Nos confrères du Mont-Dore, qui n'en possèdent pas un milligramme, y seraient pourtant assez disposés : mais, paraît-il, une quantité quatorze fois plus grande serait moins effective « dans le composé salin mixte bourboulien », dont M. Richelot menace d'aggraver la nomenclature chimique!

D'ailleurs, n'oublions pas que ces eaux fortement alcalines, agissent à ce titre, sur la crase du sang déjà bien appauvri, et comme il ne faut guère tenir compte de leurs propriétés réparatrices « de la chair coulante », nous devons éviter avec grand soin, que leur usage interne réveille une hémoptysie. Il faut bien que le sang circule plus vite et plus amplement dans les capillaires du poumon, mais il ne faut pas qu'il en sorte. Aux Eaux-Bonnes, la fièvre thermale et les sulfures poussent vers cet écueil; chez nous, la même fièvre et les alcalins pourraient faire de même.

Jusque-là, tout est bien. Mais, encore une fois, n'oublions pas que l'altitude, en précipitant les échanges d'oxygène et d'acide carbonique, augmente le travail du poumon, déploie son parenchyme et fouette sa circulation. Le but que nous cherchons est à peu près atteint, nous avons fait une saignée à la grande circulation, à la colonne aortique, au profit de la circulation intra-pulmonaire, gardons-nous bien de provoquer une fièvre thermale trop active, et de rendre ainsi plus facile, à travers des vaisseaux peut-être déjà malades, l'extravasation d'un sang trop ému par son alcalinisation et sa fluidité. Mettez bien en votre pensée que sur la montagne, tous ces effets s'ajoutent, altitude, alcalinisation, fluidité; c'est plutôt à domicile qu'il faut insister sur la boisson des eaux, comme succédanée de cette altitude qui nous fait alors défaut.

CONCLUSIONS

« Mais enfin, disent les esprits pessimistes ou misanthropes, espérez-vous, grâce à de nouvelles méthodes thérapeutiques, mettre l'humanité à l'abri de fléaux inséparables, et ravir à la mort, la proie qui lui revient? Vous diminuerez le chiffre de la tuberculose, c'est possible, mais la mortalité augmentera sur les autres champs de bataille. Fortifiée sur un point, la digue cèdera plus facilement sur d'autres, et vous aurez réussi, tout au plus, à détourner le courant. »

Tout cela est vrai, nous en convenons, mais, détourner le courant des points menacés, écarter de la poitrine l'arme levée sur elle, c'est tout ce que nous voulons. Ce sont des individus qui s'adressent à nous, et non pas des nations ou des races. Le phthisique guéri « n'est jamais qu'un valétudinaire », dit Henry Bennett, parlant de lui-même ; plus tard il pourra succomber par une autre affection greffée sur sa vitalité chancelante, si même la tuberculose ne vient pas de nouveau réclamer invinciblement la victime qu'elle avait choisie. Mais nous avons gagné du temps sur elle, c'est beaucoup, car l'individu ne demande guère autre chose. Mieux que personne, nous admettons que toute maladie est une image de la mort, et même une mort partielle, avons-nous dit. C'est un premier ébranlement, que les causes de destruction impriment aux fondements de l'édifice. Elles ont conspiré sa ruine, qu'importe ! nous sommes avertis, surveillons le point faible et menacé.

Il en est des hommes comme des plantes, d'une joue pâlie comme d'une fleur fanée : feuilles et stomates, bronches et alvéoles, languissent un jour et se crispent sous l'étreinte victorieuse des forces brutes, mais avec des soins, une atmosphère favorable, une irrigation intelligente, elles pourront végéter longtemps encore. Oui, certes, la mort est beaucoup moins aveugle qu'on ne le croit : les amants, les poètes et les mères bien souvent insultèrent à sa stupidité, mais le désespoir s'excuse. Malherbes fut mieux inspiré, quand il dit : « qu'elle se bouchait les oreilles ».

A part les épidémies, la contagion, les chocs imprévus de la nature physique, on peut être bien sûr que la mort ne frappe pas au hasard. Mais cette page elle-même de son code pénal, page couverte d'un voile épais pour les yeux du vulgaire, et que des camps ennemis interprètent si différemment, devient transparente pour la philosophie de Linnée, pour les partisans de la solidarité universelle, héréditaire, de la sanction morale ainsi réalisée ici-bas.

Reste la difficulté scientifique : pourquoi mourir avant l'âge ? répète-t-on, « et même on a seulement l'âge que l'on paraît », s'écrie aussitôt le sexe pour qui la forme est tout, puisqu'il a pour mission de la transmettre. Et ce n'est pas seulement la bouche, ce sont aussi les yeux qui s'expriment ainsi ; des yeux, qui pour animer l'homme à leur tour, prennent un tout autre chemin que Prométhée, mais ces flammes toutes terrestres, brûlent souvent, comme nous allons voir, aux dépens du foyer et de la maison elle-même. Et d'ailleurs, s'ils pouvaient parler du fond des organes, les éléments anatomiques, eux, qui ne savent pas mentir, ils avoueraient bien souvent une décrépitude que rien ne trahit au dehors, une sénilité compromettante pour « le long espoir et les vastes pensées ».

« Malgré la diversité des accidents nosologiques qui le frappent, dit M. Péter, le vieillard, dans la plupart des cas, meurt par ses vaisseaux. » Nous voudrions donner plus d'extension à la proposition de M. Péter, car il existe, au sein de l'organisme, bien des vieillesses qui ne sont pas apparentes, et bien des tissus *qui meurent par les vaisseaux*, chez les sujets, en apparence dans la force de l'âge. C'est ainsi que tant de jeunes gens meurent d'inflammations franches, de fièvres, de dégénérescences organiques, de répercussions, de métastases, à côté de leurs frères, de leurs voisins épargnés ; ils succombent au milieu de bonnes conditions et sans que le vulgaire puisse s'expliquer ces bizarreries du sort. C'est ainsi que disparurent « tous ces adolescents, mis sur le bûcher, dit Virgile, sous les yeux de leurs parents. » Ces roses qui vécurent l'espace d'un matin, elles portaient sur l'incarnat de leur corolle et de leurs joues, la sève ou le sang qui ne pénétraient plus jusqu'aux parties profondes et essentielles, qui n'alimentaient plus le trépied vital.

Dans bien des cas, c'est vers les organes de perfectionnement qu'elles s'étaient détournées : le cerveau leur avait fait de trop fréquents appels, et les parents ne voyaient point que la tête grossissait aux dépens de la poitrine, oublieux de la sentence de Gloucester :

« *Quand ils ont tant d'esprit, les enfants vivent peu.* »

On a vanté de tous temps, la nature d'ordinaire fine et élégante des phthisiques, la vivacité et l'éclat de leurs yeux, de la prunelle surtout : « *The brilliancy of the eyeball* », dit Walshe, d'accord avec l'opinion populaire ; la blancheur de leurs dents, et l'éclat de leur chevelure abondante, furent, dit-on, leur dernière parure, et cette fois, le poète d'ordinaire irascible s'écrie :

« *Que quand on meurt si jeune, on est aimé des dieux.* »

Oui bien ! si les dieux d'aujourd'hui, comme jadis le vieux Saturne, aiment encore à dévorer leurs enfants ! Ecoutons plutôt Bichat, qui lui aussi, portait les facultés d'un poète, mais était persuadé que la supériorité en tous genres est une chimère : « Quand les forces, dit-il, s'accroissent dans une partie, elles diminuent dans le reste de l'économie vivante, la somme n'en augmente jamais; seulement, elles se transforment successivement d'un organe à l'autre. » Aussi mourut-il jeune et d'accord avec sa théorie, pour les avoir usées, sans réserve, aux parties périphériques, comme aux parties profondes.

On a dit que le génie touchaient de si près à la folie, qu'un pas de plus vers l'arête qui les sépare, pouvait amener un conflit, et puis seule, la folie redescendait : la pathologie ne dément pas ces conceptions philosophiques ; la phthisie est fort commune chez les aliénés. En effet, l'excitation cérébrale est aussi exagérée chez les uns que chez les autres, et si les produits sont loin d'avoir la même signification pratique, leur élaboration n'a pas été moins dispendieuse. Aussi rappellerons-nous ici, les recherches d'Erlenmeyer : elles signalent dans le sang des aliénés la fréquence d'une dyscrasie séreuse. Churchill qui l'admet, explique cette phthisie si fréquente chez les aliénés, comme il explique toutes les autres, par l'usure immodérée du phosphore : brûlé au cerveau, il finit par manquer dans la cellule pulmonaire qui va se désorganiser. Nous ne pousserons pas l'analyse aussi loin et nous nous contenterons de revenir encore au terme commun à toutes nos déductions : « l'appauvrissement d'un organe par l'exercice exagéré de l'autre, la concurrence vitale : ceci tuera cela. »

Eh bien, la meilleure sauvegarde pour les personnes disposées à la phthisie pulmonaire, sera de transporter vers les centres respiratoires, les forces souvent exubérantes vers l'extérieur, ou trop concentrées sur d'autres organes, d'empêcher par tous les moyens, l'anémie pulmonaire, souvent masquée par l'éclat du dehors, de se garantir contre cette pauvreté, cette disette intime, provoquée quelquefois par le luxe de l'enveloppe. Des observations nombreuses de John Beddoë, Walshe, Rilliet et Barthez, observations que chacun, croyons-nous, pourra multiplier, établissent en effet que les constitutions brunes, à chevelure noire ou ondulée, aux cils longs et recourbés, « *curled eyelids* » des Irlandaises, sur des iris riches de pigment, fournissent à la phthisie, un contingent bien plus large que les natures blondes ou châtaines.

C'est que la plupart de ces natures brillantes et colorées, de ces fleurs aimées du soleil, n'étaient pas faites pour les sévérités d'un ciel humide et froid. Dans leur patrie originaire, les besoins de calorification vitale étaient restreints, le tégument externe richement organisé n'entravait pas les fonctions paresseuses de l'organe pulmonaire, bien au contraire, il y subvenait souvent. Une partie de la vie se transportait au dehors et rien n'en souffrait. Mais il ne peut en être ainsi sous les latitudes boréales : l'exubérance doit faire place à l'épargne, la fougue au recueillement; comme celui de la forteresse, le silence de la vie assure désormais sa tenacité. Aussi, ne faut-il pas s'étonner, si les êtres du règne organique, trop subitement dépaysés, succombent si souvent au milieu de tâtonnements irréfléchis et d'efforts impuissants pour s'acclimater. Quelquefois les distances furent si grandes qu'il aurait fallu bien des générations successives pour en marquer les étapes nécessaires. Chez beaucoup de ces victimes de la sélection climatérique, nous voyons la sclérodermie, la déformation hippocratique des extrémités digitales, la pâleur des mains, précéder la cirrhose pulmonaire; l'hypertrophie du tissu conjonctif, comme un parasitisme révélateur de la pauvreté vitale, frappe d'abord les organes superficiels pour s'étendre plus tard, à ceux d'un ordre supérieur. Faute de matériaux suffisants ou de sucs adaptés pour elle, la plante va s'étioler graduellement.

Les climats sont pour les enfants d'une autre terre

comme les marâtres pour les enfants d'un autre lit : c'est tantôt leur déplaisir, tantôt leurs caresses maladroites qui détruisent l'équilibre entre les fonctions organiques, s'attaquent à l'énergie morale comme à l'énergie physique, provoquent l'exaltation maladive de l'une aux dépens de l'autre et trop souvent les ruinent ainsi toutes les deux.

Nous savons aujourd'hui, grâce aux merveilleuses recherches des sciences naturelles, que la fin de toute compétition vitale, amène irrévocablement la survivance du plus apte, c'est-à-dire, de l'individualité la mieux appropriée aux circonstances du milieu ambiant. Or, une sage économie dans l'emploi, dans la distribution des forces, constitue peut-être la seule et véritable aptitude à résister aux influences climatériques. Il s'agit donc de rétablir l'équilibre entre les organes, quand il se trouve détruit. Chez les phthisiques, c'est le poumon qui se trouve sacrifié dans la lutte pour la vie. Sa faiblesse l'expose à toutes les déviations nutritives. Nous avons indiqué de notre mieux, comment on peut le fortifier. Il en est des organes comme des individus ; loin de s'abandonner à un égoïsme inintelligent, les plus forts doivent, au nom de la solidarité de l'ensemble, soutenir les moins favorisés contre une ruine imminente, les aider à rester debout le plus longtemps possible, pour ne pas être entraînés dans une « commune et grande chute ».

TROISIÈME PARTIE

Observation de différents malades soumis au traitement de la Bourboule. — Opportunités et résultats thérapeutiques. — Insuccès et contre-indications.

CHAPITRE PREMIER.

Du traitement de la Bourboule et de ses indications les plus légitimes. Observations diverses : résultats favorables.

Cette troisième partie de nos recherches est destinée à soumettre la théorie à l'épreuve des faits. Dans la thérapeutique, comme dans la statuaire, il faut s'assurer si les ondulations du manteau adhèrent bien aux formes qu'il protège, si reliefs, courbes et sillons se meuvent bien ensemble. La lumière des faits physiologiques réfléchit bien quelques lueurs dans l'ombre des phénomènes morbides, mais les théories générales, celles même que l'on tire de la physiologie expérimentale et de l'anatomie pathologique, sont, en général, inflexibles dans leur marche, et les yeux levés en haut, comme fait l'amaurose, au lieu de l'éviter, elles vont bien souvent, droit au précipice, près ouvert et sous leurs pieds.

Rapprocher et confronter à l'occasion du malade, les données intuitives, avec les résultats précis du traitement, résumera notre travail et fournira des conclusions pratiques. Dans cet Essai, bien des difficultés se sont multipliées sous nos pas ; nous les avions aperçues du seuil même que nous nous apprêtions à franchir : aussi, les abordant de front, nous n'avons pas tenté d'en tourner une seule. La tâche est restée, sans doute, plus d'une fois inaccessible à nos forces, mais jamais elle n'a rebuté nos efforts. Puissions-nous être entré dans une bonne voie, et puissent ceux qui nous suivront, avertis par nos erreurs, marcher d'un pas plus sûr !

Nous avons décrit par ordre successif et séparément, la station de la Bourboule, son entourage et ses eaux ; nous avons esquissé leur histoire à grands traits, et faisant ressortir les étroits rapports qui semblent lier la vogue croissante des eaux minérales aux besoins de la société contemporaine, nous avons assigné une place importante à l'eau de la Bourboule.

Pour deviner son application, nous avons interrogé les expériences physiologiques et commenté la tradition ; appliquant alors ses propriétés altérantes de la structure organique, stimulantes d'abord et plus tard dépressives des centres nerveux, contre la physionomie morbide de la scrofule, nous avons sans préjudice d'autres ressources curatives, opposé la spécialité de son action aux injures de l'échange moléculaire, défectueux dans ses actes ou vicié dans son principe.

Indiquant les relations intimes de cause à effet que les

derniers travaux de la pathologie expérimentale et l'observation clinique viennent de nouer entre les produits ultimes de la scrofule et les errements de la désassimilation d'une part, la phthisie et la tuberculose de l'autre, nous avons suscité les eaux arsenico-bourbouliennes comme un nouvel élément de prophylaxie contre la tuberculose, et à ce titre largement insisté sur leur administration contre les maladies de l'enfance.

Enfin, sans nous appesantir sur les contre-indications fatalement inhérentes à un agent de pareille intensité, nous avons signalé la période avancée de la consomption pulmonaire, les constitutions trop débilitées, l'organisme usé du vieillard, et les affections cardiaques.

Tous ces commentaires ont trait, comme bien on le pense, à l'usage interne de l'eau minérale : quant à son administration balnéaire et révulsive, nous croyons bien difficile de la séparer de celle de toutes les eaux de même thermalité.

AFFECTIONS RHUMATISMALES. — C'est en raison de cette haute thermalité, qu'elles sont appelées à rendre de grands services contre les affections rhumatismales, et peut-être même, en raison de leur forte densité, pourront-elles réclamer les priviléges d'une balnéation hors ligne.

Les cas de rhumatismes et de névralgies traités avec succès à la Bourboule sont fort nombreux, mais comme ces observations sont assez banales et n'offrent guère d'intérêt, au point de vue que nous avons choisi, celui de l'action intime des eaux arsenicales et chlorurées sodiques sur la nutrition, nous nous dispenserons de citer personne.

Engorgements ganglionnaires.

Dans le fascicule qui précède, nous avons exposé les périls que recélait pour l'économie la dégénérescence des glandes hypertrophiées. Leur traitement, avons-nous ajouté, ne doit pas être confié indifféremment à tous les topiques externes, il demande une grande surveillance et c'est alors que nous avons insisté sur les eaux de la Bourboule, comme l'un des remèdes souvent des plus actifs et toujours des plus inoffensifs par les suites. On vient aujourd'hui de toutes parts à nos thermes pour soumettre à leur efficacité, ces engorgements aussi désagréables que pernicieux. Nous pourrions citer un assez grand nombre de témoignages des plus flatteurs pour notre station, mais ce serait inutile, car la Renommée en a fait déjà son profit. Nous allons dire seulement quelques mots pour fixer l'esprit sur les phases habituelles de la guérison. Celle-ci s'opère très-rarement dans les courtes semaines que l'on passe d'ordinaire à la station, mais elle continue sa marche, accélère même ses progrès, après qu'on l'a quittée ; en effet, les nouvelles que l'on reçoit de ces malades, sont toujours des plus satisfaisantes.

Avant de commencer le traitement, il est fort important de s'enquérir des causes qui peuvent avoir provoqué ces engorgements et qui souvent les entretiennent. C'était peut-être une ou plusieurs dents cariées, un eczéma de la tête ou de l'oreille ; chez les enfants, des parasites cachés sous des croûtes d'impétigo. Dans tous ces cas, il faut d'abord étouffer le cri morbide, dont la tuméfaction glandulaire n'est qu'un écho, soigner les téguments excoriés, débarrasser la bouche d'une dent inutile et douloureuse, sinon, l'on risque d'exposer à des insuccès le meilleur des médicaments.

Le traitement ne doit pas être uniforme pour tous les malades, il variera d'abord suivant l'état aigu ou chronique de l'inflammation glandulaire. Certaines personnes redoutent de laisser des engorgements cervicaux s'abcéder ; leurs appréhensions s'expliquent, et, pour y faire droit, il faut être fort réservé dans l'administration des douches locales, si la glande est encore douloureuse, si les téguments sont rouges et empâtés. Nos douches, comme on le sait, sont très-chaudes et leur percussion peut être rendue très-forte. Dans ces cas, il est souvent meilleur de doucher dans le voisinage des glandes que sur les glandes elles-mêmes. En activant ainsi la circulation tout autour de ces organes, on arrive à les dégorger, on fait une saignée, en quelque sorte intra-glandulaire, et pourtant hors de la glande.

Mais c'est une toute autre conduite qu'il faudra tenir, quand une cicatrice mal fermée laisse à découvert la voie que s'est déjà frayée la collection purulente : dans ces cas, l'éclat et le scandale ne sont plus à craindre, et bien souvent, le mieux sera de précipiter une évacuation complète. Quant au traitement interne, il est des plus simples : toutes les fois que nous n'avons rien à craindre du côté des organes profonds, c'est aux eaux les plus arsenicales et les plus sodiques qu'il faut s'adresser : Perrière, Choussy, La Plage : il ne faut pas craindre, si le malade est jeune, de pousser la boisson jusqu'aux symptômes d'intolérance. D'ailleurs, les malades font ainsi d'eux-mêmes, on a plutôt besoin de les retenir que de les exciter. Néanmoins, c'est à ce propos que nous voulons citer trois cas intéressants, l'un pour sa physionomie pathologique, et les deux autres pour les phénomènes que dut traverser le traitement.

X..., âgé de 17 ans, Anglais, né à Calcutta, fut envoyé dans la mère-patrie, à l'âge de 11 ans, pour éviter, comme tant d'autres de ses compatriotes, les chaleurs d'un climat pernicieux pour les races blondes. Peut-être avait-il déjà vécu trop longtemps sous le ciel lumineux du Gange, car les brumes d'Angleterre semblèrent faire injure à sa constitution. En effet, il avait apporté des Indes un teint de créole, et les froids d'Ecosse, si chers à tout vrai Saxon, lui furent longtemps pénibles. A la suite d'une partie de crickett, il fut pris à l'âge de 15 ans, d'une légère hémoptysie. Elle ne s'est plus renouvelée. Mais les glandes cervicales s'engorgèrent des deux côtés, elles dessinèrent bientôt des saillies volumineuses, de l'oreille jusqu'au milieu du sterno mastoïdien. Ses médecins, les docteurs Gull et Sydney les traitèrent longtemps par l'iode, l'huile de morue, etc. Une glande fut ouverte avec le bistouri. Enfin, le Dr Sydney, pensant à la Bourboule, convint avec son collègue de nous l'envoyer. On lui recommandait principalement l'air et les courses à pied dans la montagne, l'eau à doses modérées. On voulait que le traitement fût prolongé pendant deux mois. C'était comprendre la thérapeutique de nos thermes, mieux qu'on ne le fait souvent en France. Au bout de trois à quatre semaines, les glandes avaient perdu les deux tiers de leur volume, les mouvements de la mâchoire, depuis longtemps roides et limités, s'exécutaient sans aucune gêne. Tous les douze jours, nous suspendions le traitement, et le malade prenait quelque répit. C'est après une trêve de quatre jours, qu'une glande autrefois incisée vint à rejeter sous l'influence d'une nouvelle douche, la matière qui la distendait encore. Vu les circonstances, ce résultat n'avait rien de fâcheux, la cicatrice se ferma de nouveau, sans s'être élargie. Quand le malade nous quitta, l'intumescence ganglionnaire ne s'apercevait guère, et ce qu'il en restait, ne gênait plus. D'ailleurs, la guérison, venons-nous d'apprendre, continue à domicile, l'œuvre commencée à la Bourboule et, chose essentielle, la santé générale s'est considérablement fortifiée.

On voit donc par cette observation, comme par la suivante, que les douches peuvent provoquer l'ouverture des glandes hyperplasiées, et ramener l'état aigu, si l'on n'y prend garde.

Madame X..., envoyée de Thiers, par le Dr Dumas, porte autour du cou, un chapelet de glandes engorgées, deux ou trois sont ouvertes et suppurent. Après avoir prévenu la malade, et obtenu son consentement, nous cherchons à favoriser le travail éliminateur de la matière morbide, au moyen de douches très-localisées, et nous obtenons sans peine les résultats désirés. La malade buvait l'eau à outrance, aussi, vint-elle à éprouver après une douzaine de jours les accidents nauséeux, la céphalalgie. Elle dut garder le lit, et un épistaxis, bien d'accord avec nos théories, vint trahir l'impression qu'avait reçue la circulation sanguine.

Au bout de deux jours, les accidents s'étaient calmés, le traitement s'acheva sans encombre, amenant avec lui une bien grande amélioration; aussi la malade vante-t-elle à tout venant les eaux de la Bourboule.

La troisième observation est fort différente des deux autres, il s'agissait bien encore d'adénite, mais les circonstances qui la compliquaient, soulevaient peut-être une contre-indication.

X..., garçon de 12 ans, atteint d'adénite cervicale et de scrofule osseuse, vient à la Bourboule pour refaire sa santé, dit la mère. Cet enfant avait les yeux d'une fixité surprenante, la physionomie était comme stupéfiée, il se tenait à peine sur ses jambes, et il y ressentait parfois des douleurs fugaces. D'après les renseignements que nous fournit la mère, dans un patois parsemé de mots basques, l'enfant relevait d'une méningite cérébro-spinale. On voulait essayer la Bourboule.

Malgré de grandes précautions, il fallut suspendre le traitement, car des accidents aigus menaçaient de faire explosion, l'enfant ressentait de violentes douleurs dans les membres inférieurs, et poussait çà et là des cris hydrencéphaliques. Comme la mère ne pouvait faire un long séjour à la Bourboule, elle préféra partir, plutôt que d'arrêter le traitement de temps à autre.

Cette observation serait donc plutôt négative. Nous la citons pour montrer comment agit l'eau de la Bourboule, et sa nature bien autrement médicamenteuse que réparatrice. A ce point de vue, elle est parfaitement positive. Avis aux négociants de lymphe minérale !

Affections cutanées.

ECZÉMA. — Les eaux de la Bourboule se font de jour en jour, dans le traitement des maladies de la peau, principalement de l'eczéma, une réputation plus grande et plus méritée. La balnéation revendique une bien grande part dans ces succès. Nous n'hésitons pas à lui concéder encore ici une certaine action topique et détersive, légitimée par la présence de principes énergiques et mordants qu'elle tient abondamment en dissolution. Cette thérapeutique externe, d'ailleurs palliative et localisée, se montre fort souvent d'une grande puissance.

Les résultats obtenus à Vienne par les méthodes du professeur Hébra en imposent vigoureusement l'efficacité. Les eaux de la Bourboule, comme celles de Louesche et bien d'autres, agiraient contre les anomalies fonctionnelles de la peau, principalement par leur puissance macérative. En somme, le mode curatif que le professeur de Vienne attribue à sa méthode locale, ainsi qu'à la balnéation se rapproche par plus d'un point de l'action irritante et spoliative que nous avons reconnue à l'usage interne de la médication bourboulienne. Cette similarité d'action sera d'autant mieux acceptée que l'on étudiera de plus près le développement embryonnaire des tissus, et que l'on rapprochera, comme l'a fait Remack, dans leur développement et leurs attributions le *feuillet supérieur ou cornéal*, du *feuillet inférieur ou intestino-glandulaire* par opposition au *feuillet moyen ou vasculaire*.

A l'appui des propositions doctrinales que nous avons avancées, nous croyons opportun de citer çà et là quelques-uns des cas les plus intéressants que nous avons pu rencontrer, et de les soumettre à la discussion critique.

Nous venons de dire que l'eau de la Bourboule en applications externes pouvait beaucoup sur les affections cutanées : sa réputation s'établit en effet de jour en jour contre certaines dermatoses, l'eczéma entre autres. Ses effets dans cette affection sont parfois très-rapides. On a même dit que des bains répétés avaient fait apparaître des eczémas rudimentaires chez des personnes qui s'y traitaient pour d'autres infirmités. Cette remarque ne saurait être que bien accueillie des homéopathes. Nous devons reconnaître nous aussi, qu'un traitement trop prolongé fit deux fois sous nos yeux réapparaître les vésicules d'une affection disparue après sept à huit jours de traitement. Ces guérisons rapides nous ont paru survenir de préférence chez les personnes préalablement traitées par la liqueur de Fowler. Tel est le cas suivant :

X..., envoyé à la Bourboule par M. le Dr Trappenard, souffrait d'un eczéma symétrique aux jambes et au visage. Cette affection serait apparue à la suite de longues fatigues morales et physiques pendant le siége de Paris. Sur les conseils de son médecin, il fit usage assez longuement d'une liqueur arsenicale et en obtint une notable amélioration. Cependant, l'éruption tardait à disparaître complètement, et l'estomac supportait mal l'arséniate de potasse. M. X... se décida à venir à la Bourboule. Il avait aux deux jambes une éruption assez abondante. Des vésicules de fraîche date se trouvaient auprès d'autres vésicules en partie détruites par la desquamation. Même état du visage. Nous lui fîmes prendre l'eau à la dose progressive de 1 à 3 verres, des bains quotidiens, quelques douches simples et pulvérisées. Après 3 ou 4 jours, la majeure partie du mal avait disparu. M. X... tenait à faire un traitement complet, et passer à la Bourboule « ses trois semaines de sacrifice », suivant l'axiome thermal faussement adopté. Mais, après 15 jours, des vésicules se montrèrent aux mains, qui n'en avaient pas encore offert. Une suspension complète de toute balnéation les fit disparaître. Le malade partit complètement débarrassé.

Nous avons cité cette observation, afin de faire ressortir le mode thérapeutique des eaux, employées surtout par la méthode externe. Ce n'est donc pas au moyen d'une prétendue onctuosité, que l'eau de la Bourboule agirait sur les dermatoses, car alors, comment expliquer cette réapparition d'un eczéma, sous une administration trop prolongée de nos bains ? Il s'agit bien ici d'une irritation substitutive au moyen de laquelle l'économie s'est débarrassée de sécrétions anormales, inopportunes. En modifiant à la fois, tant par l'hydrothérapie externe que par l'eau en boisson, la crase du sang, la synergie des divers organes, du réseau capillaire intra-dermique, nous rendrons désormais inutile, l'émonctoire anormalement institué sur l'enveloppe cutanée. Nous avons, si l'on aime mieux, relevé la nutrition au point d'obtenir plus d'achèvement dans ses produits, plus de stabilité dans leur arrangement. Les epithelium normalement développés seront dignes de faire corps avec l'organisme, ils ne glisseront pas aussi vite les uns sur les autres.

Si cette façon d'expliquer les faits n'était pas surabondamment démontrée par le témoignage uniforme d'un bien grand nombre de cas cliniques, les phénomènes qui survinrent l'an dernier, à propos de certains travaux d'épuisement, lui donneraient une nouvelle confirmation. Comme on se le rappellera longtemps, la vase diluée par les manœuvres d'une pompe gigantesque vint à se mêler aux eaux. Elle leur communiqua sans doute plus de minéralisation et d'activité, car la pyrite arsenicale et le chlorure de sodium se mêlent à leur dissolvant sous les profondeurs mêmes du granit, dans les renflements des veines métallifères et leur poids spécifique tend à les retenir auprès des obstacles qu'ils rencontrent. Les boues minérales font ainsi. Elles pèsent sur l'eau qui sourd, et pour se dégager plus légère, celle-ci leur abandonne une partie de sa minéralisation. Aussi, les boues liquides, que l'on aspira l'an dernier dans les baignoires et buvettes, les eaux-mères de la Bourboule, données ainsi d'une façon inopportune, causèrent-elles quelques accidents, provoquant çà et là, des tranchées intestinales, des épreintes de la vessie, ramenant des eczémas à la période aiguë.

Psoriasis. — A la Bourboule comme partout ailleurs, le psoriasis est long à déraciner. En vérité, nous ne saurions conseiller de chercher la cure radicale de cette manifestation dartreuse, qui traduit presque toujours un défaut d'équilibre dans le jeu des divers organes affectés à l'échange nutritif. Il peut être dangereux de supprimer le travail supplémentaire du système cutané, succursale périphérique de tel ou tel rouage trop faible du mécanisme interne. Le mieux est de s'en tenir à une guérison palliative.

La richesse vasculaire des organes destinés aux différentes sécrétions est bien connue : il est probable que dans un grand nombre d'exanthèmes, la peau devient aussi le siége d'une congestion sanguine tout à fait anormale. On risquera donc si l'on vient à la repousser subitement de ce siége d'élection par des applications astringentes, de causer un grand préjudice aux organes internes. Et ce n'est pas seulement la masse du sang qui pourra, par son apport inattendu, exagéré, déterminer çà et là des troubles mécaniques, il faut aussi tenir compte des éléments anormaux qui déjà se sont mêlés à lui, au voisinage de l'eczéma, du psoriasis, éléments qui maintenant vont se déposer en tel ou tel département éloigné, pour y provoquer peut-être une évolution pathologique. Il ne faut donc pas aller trop vite dans la cure des maladies de la peau, on doit se défier des répercussions et joindre un traitement interne à l'effet des topiques.

Pemphygus. — Il paraît trouver à la Bourboule les bons effets que le professeur Hutchinson reconnaît à l'arsenic contre cette dermatose. Nous avons été témoin de cures assez rapides. Tous ces faits concordent à merveille pour déceler une action irritante et détersive de l'eau de la Bourboule, aussi bien à l'extérieur qu'en boisson.

Affections utérines.

N'est-ce pas ainsi qu'elle agirait dans un grand nombre d'affections utérines, où des flux leucorrhéiques traduisent un état granuleux du col, une inflammation subaiguë des glandes : une sécrétion exagérée et pervertie épuise lentement la constitution ; des tiraillements d'estomac annoncent l'appauvrissement du suc gastrique; des névralgies multipliées nous crient que le sang n'est plus assez fort pour dominer le système nerveux. Très-souvent une constipation opiniâtre vient accuser un engorgement hypertrophique de la matrice et sa rétroflexion. L'eau minérale en boisson produit bien souvent à elle seule un changement dans la vitalité languissante de l'utérus, en stimulant l'économie générale, en fouettant la circulation : mais c'est au traitement révulsif que nous accordons le plus d'action. Les douches lombaires nous ont donné dans un de ces cas, le résultat le plus heureux.

Madame X..., mère de deux enfants, avait eu sa seconde couche assez pénible. Peut-être les manœuvres employées pour hâter l'expulsion du fœtus n'étaient-elles pas étrangères aux désordres qui suivirent. L'organe utérin était imparfaitement redescendu dans le petit bassin : les digestions étaient difficiles, la constipation habituelle. La malade se sentait visiblement épuisée par l'abondance d'une leucorrhée filante : les migraines ne manquaient pas de faire cortége aux troubles utérins et gastriques. Enfin, la stérilité semblait prendre place définitive dans un organisme encore jeune et vivace, quand elle vint à la Bourboule, pour s'y traiter d'une laryngite. Nous lui proposâmes d'y traiter d'abord son affection utérine, et tout en lui faisant prendre l'eau en boisson, nous lui recommandâmes des douches lombaires de cinq minutes, aussi chaudes qu'elle pourrait les supporter. Un bain général devait suivre. Au bout d'une semaine les pertes blanches avaient complétement disparu, les menstrues jaillirent avec une abondance qui effraya la malade. Flatulences digestives, névralgies, migraines, disparurent comme par enchantement : la constipation elle-même finit par céder, mais avec plus de difficulté. Enfin, cette dame commença bientôt une nouvelle grossesse ; les troubles utérins reparurent après une quatrième. Madame X... espère retrouver à la Bourboule les mêmes soulagements que la première fois.

Nous croyons que cette station est bien en état d'imiter tous les miracles attribués aux eaux d'Ems, *à la Bubenquelle*, surtout quand on l'emploiera en douches utérines. Sagement mesurée, nous croyons cette médication locale appelée à rendre de précieux services, surtout dans l'aménorrhée, en stimulant la circulation réduite et ralentie dans tout l'appareil ovipare et oviducte.

On pourrait, ce nous semble, envisager la pathologie utérine d'une façon moins abstraite, qu'on ne l'a fait jusqu'ici, en y faisant intervenir un peu moins de sentences nébuleuses, et un peu plus les lois de la mécanique vasculaire. Bien des chloroses seraient dues à une anomalie dans la largeur, dans la disposition du système artériel. C'est aussi, croyons-nous, l'opinion de Virchow. Il se ferait dans l'organisme une répartition défectueuse du sang, et la chlorose remonterait bien souvent au rétrécissement des artères utéro-ovariques. De là son incurabilité à peu près constante.

On sait, d'après les recherches de MM. Andral et Gavanet, que l'exhalation d'acide carbonique marche de pair dans les deux sexes jusqu'à la puberté. Depuis cette époque jusqu'à la ménopause, elle n'augmente plus chez la femme et doit trouver son complément dans la déperdition mensuelle : d'où suit l'indication pressante de rétablir celle-ci, quand elle est en défaut. Ne voit-on pas, chez les femmes qui touchent à l'âge de retour, si bien nommé, des congestions se produire dans les différents organes ?

Les poumons en sont quelquefois la victime. La plupart, toutes peut-être, semblent éprouver une gêne respiratoire, elles étouffent dans des bouffées de chaleur qui leur montent à la tête et au visage. L'équilibre hésite à s'établir : l'appareil respiratoire suffit mal à l'augmentation de son travail, aux congestions qui l'oppressent, au surcroît d'acide carbonique à rejeter. Ne serait-ce pas à la saturation de l'économie par cet acide carbonique qu'il faudrait attribuer l'anesthésie si fréquente chez les chlorotiques et bien des femmes à l'âge de retour?

Nous voudrions rattacher au rôle important mais temporaire que l'utérus joue dans la vie de la femme deux faits caractéristiques de sa pathologie : ce serait la fréquence de la phthisie plus grande chez elle que chez l'homme et celle du cancer utérin.

A propos de l'altitude, nous avons expliqué son influence prophylactique de la phthisie par la gymnastique qu'elle imposait aux organes respiratoires, par l'activité qu'imprimait à leur nutrition un surcroît de travail : par contre, l'utérus, en dérivant depuis la puberté jusqu'à la ménopause une partie du liquide nourricier, une partie de l'acide carbonique rejeté chez l'homme par le poumon, affaiblira d'autant chez la femme la vascularité des autres organes, du poumon surtout, dont la puissance expiratrice et la ventilation seront diminuées et ralenties. On remarque fort souvent que les femmes maigres, à poitrine étroite, sont fort abondamment réglées : évidemment, l'un des organes fonctionnerait aux dépens de l'autre, d'où une prédisposition vers la phthisie : Walshe affirme même que ces femmes sont notablement plus fécondes que les autres; et pourtant deux causes de destruction, en apparence exclusives l'une de l'autre, menacent incessamment l'organe pulmonaire : ce sont l'anémie et l'apoplexie. La première qui le prédispose au tubercule ne le défend point de la seconde : qu'une cause soudaine, un refroidissement par exemple, supprime le flux menstruel si abondant chez elles, les vaisseaux pulmonaires étroits et fragiles céderont facilement sous une pression supplémentaire du sang; on a cru pendant longtemps, d'après Laënnec, que l'hémoptysie était toujours fille du tubercule ; on sait aujourd'hui qu'elle peut en être aussi la cause prochaine et génératrice.

Tout ceci nous conduit implicitement à admettre que la chlorose ne favoriserait pas toujours la phthisie, bien loin de là. Aussi Trousseau avait-il reconnu aux chlorotiques une certaine immunité contre le tubercule. Cette immunité qu'il n'a jamais définie, il craignait pourtant de la détruire en leur administrant des ferrugineux, et quand il doutait de leur poitrine, il s'en gardait bien.

N'est-ce pas ainsi que la grossesse, en suspendant les règles, arrêterait aussi les progrès de la phthisie pour lui laisser après l'accouchement et la réapparition des menstrues, continuer sa marche? En effet, pendant la grossesse comme avant la puberté, comme après la ménopause, comme chez les chlorotiques, la respiration prend les mêmes caractères physico-chimiques dans les deux sexes, et les quantités d'acide carbonique exhalé ne varient qu'en proportion du volume de l'individu : de plus les sommets sont alors obligés, chez la femme, de fonctionner plus amplement, de subir cette stase sanguine sur laquelle nous nous somm-s expliqué déjà.

C'est encore à des raisons analogues dans leur nature, mais inverses dans leur apparition, que nous voudrions rattacher la fréquence du cancer de l'utérus et de la mamelle chez la femme. Ces organes, devenus inactifs et inutiles bien avant les autres, doivent subir un ralentissement dans leur nutrition, vieillir en un mot et mourir les premiers. A l'opposé du tubercule, le cancer, au lieu de frapper la première moitié de la vie, ne sévit guère que sur la seconde, après la plénitude du développement, quand vient l'usure des tissus. La dégénérescence cancéreuse n'est peut-être qu'une suite normale de l'évolution cellulaire. On a cru remarquer qu'elle frappait de préférence les plus belles constitutions, celles où le développement avait marché le plus vite. Il nous a même semblé que les personnes à peau brune étaient les plus disposées à ses atteintes. C'est ainsi que la pigmentation des races serait elle-même un signe de leur ancienneté.

Si nous avons touché à propos de la chlorose, ces deux points de pathologie, tubercule et cancer, ce n'est qu'incidemment, et à un point de vue purement spéculatif : nous ne prétendons pas dire que la chlorose puisse précipiter l'évolution cancéreuse de l'utérus ; jamais non plus il ne viendra à l'idée d'un médecin de favoriser une chlorose pour prévenir une phthisie, surtout quand rien ne la fait présager. Nous ne croyons pas que les eaux de la Bourboule puissent mieux guérir que d'autres stations thermales ou que le fer lui-même, une chlorose. Mais le vice organique, si nous pouvons l'appeler ainsi, n'est pas toujours fatal, et s'il est peut-être impossible de le guérir, quand il est enraciné, on doit chercher à le prévenir en combattant ces aménorrhées qui finiraient par fixer dans un organisme qui n'était pas fait pour cela, la chlorose et toutes ses suites.

Ce sont ces aménorrhées de causes diverses que nous pouvons traiter à la Bourboule : elles sont incompatibles avec une bonne santé. On a dit que l'utérus exerçait un empire suprême dans l'existence de la femme : quand un organe d'une telle importance remplit mal ses fonctions, on conçoit sans peine tous les troubles qui peuvent frapper les autres, depuis la simple éruption d'acné jusqu'aux masques d'impétigo, depuis la névralgie faciale jusqu'à l'hystérie.

Les eaux de la Bourboule et de Fenestre sont appelées à prendre une part importante dans la thérapeutique de ces troubles utérins. L'activité qu'elles impriment aux fonctions digestives, l'impulsion communiquée à la circulation, font attendre de leur administration interne, des ressources capables de relever l'économie de sa langueur, l'utérus de son indifférence fonctionnelle. Dans ces derniers temps, on ne s'occupa guère à la Bourboule de cette classe de malades : tous les efforts tendaient à y faire refluer du Mont-Dore des légions de phthisiques, double tort à notre avis ; et cependant la voie était toute tracée : car nous avons trouvé dans un mémoire publié sur la Bourboule, d'excellentes observations de M. Mercier sur l'utilité des eaux prises en boisson dans les cas d'aménorrhée. Nous avons nous-même observé que les règles se montraient plus abondantes chez les femmes en traitement pour des affections diverses : nous les avons vues reparaître après la ménopause, et dès lors l'idée nous est venue d'appliquer les eaux contre la simple aménorrhée et surtout contre ces aménorrhées, cause elles-mêmes de troubles secondaires. C'est plutôt ces derniers que nous avons pu mettre à l'épreuve des eaux, car on ne vient guère à la Bourboule pour la simple aménorrhée. Dans ces cas où l'organisme semble recueillir ses forces pour trouver un exutoire à ces liquides superflus que l'utérus ne sait plus rejeter périodiquement, il est difficile de redresser la seconde nature que l'habitude a créée et l'effort doit être grand pour porter ses fruits. L'eau en boisson ne saurait suffire ; les bains de siége, les douches lombo-abdominales procureront bien un soulagement, mais ne transformeront pas la vitalité utérine, il faut diriger l'excitation sur l'organe lui-même, et quand faire se peut, appliquer des douches vaginales et utérines. Les chirurgiens anglais n'hésitent pas dans les cas de dysménorrhée, à porter leurs instruments sur le col lui-même, lorsque mal façonné, insuffisamment ouvert, il leur semblait porter obstacle au libre échappement des menstrues.

Dans ces cas, nous croyons utile de recourir à l'action stimulante des eaux de la Bourboule, appliquées comme topique intérieur, en quelque sorte. C'est ainsi que nous avons obtenu quelques résultats, alors que les autres procédés restaient infructueux. C'est ainsi que nous pûmes amener à peu près la guérison de croûtes impétigineuses du visage, survenues à la suite de paresses menstruelles. Voici l'observation :

Mademoiselle X..., née et habitant à la campagne, douée d'une très-bonne constitution, fut réglée un peu tard, à 16 ans. Les menstrues peu abondantes duraient à peine deux jours et demi. Elles se suspendirent après l'exposition des pieds à l'eau froide pendant leur cours, et depuis furent irrégulières et de moins en moins abondantes. Bientôt une chaleur intense se fit sentir au haut du visage : des boutons apparurent au-dessous des yeux et sur les ailes du nez, donnant issue à une sécrétion épaisse qui en se desséchant laissait des squames imbriquées, fortement adhérentes. Aucune médication ne fut négligée pour guérir cette difformité fâcheuse. Plusieurs saisons à la Bourboule n'amenèrent qu'une amélioration passagère. Frappé de l'apparence de vigueur répandue dans toute la constitution, où rien ne faisait soupçonner ni chlorose, ni aménorrhée, nous pressâmes de questions la jeune fille : elle était réglée, mais moins abondamment qu'autrefois et de façon insuffisante pour ses forces. A l'époque périodique, elle constatait toujours un amendement dans la sécrétion impétigineuse, et la chaleur du visage était moins désagréable. Nous résolûmes, tout en imitant la nature, de la contraindre à de plus grands efforts. Les douches chaudes furent éloignées du visage et portées sur l'organe utérin, une fine pulvérisation, suffisante pour détacher les squames, vint au contraire, rafraîchir le visage. Trois semaines de ce traitement firent mieux que n'avaient fait des années entières et tous les drastiques possibles. Les menstrues ont augmenté, mais si parfois leur abondance diminue, la malade sent, dit-elle, « comme un roulement dans tout le corps. » Une nouvelle saison permet d'espérer une complète guérison.

Laryngites. — L'action révulsive des eaux de la Bourboule employées en douches est des plus énergiques : on peut en obtenir contre l'asthme humide et les laryngites de très-bons résultats en les dirigeant sur les parties médianes et inférieures du corps. C'est surtout dans ces cas d'aphonie survenue soudain qu'on doit ainsi les administrer. C'est le plus souvent une congestion intense des cordes vocales qui produit leur parésie ou même leur paralysie.

Ces perturbations motrices sont beaucoup plus fréquentes qu'on ne l'avait pensé jusqu'ici : on a devant soi bien plutôt un trouble vasculaire qu'un trouble nerveux, comme on peut s'en assurer par le miroir laryngien. Les cordes vocales, souvent une seule, deviennent turgescentes, inégales, tordues, elles ne peuvent plus arriver au rapprochement et faire vibrer la colonne aérifère. Il suffit souvent d'une légère révulsion pour détourner le sang qui congestionne leur tissu, paralyse leur motilité. Quelques douches nous ont suffi dans un cas d'aphonie complète, survenue à la suite d'une grande frayeur, pour faire reparaître la voix, complètement éteinte depuis près de trois semaines.

Chorée. — M. le Dr Peyronnel vante les effets de la Bourboule dans le plus grand nombre des névralgies et en particulier de la chorée : cela ne doit pas nous surprendre, puisque nous reconnaissons à ces eaux une action perturbatrice, bientôt prostrative du système nerveux, au même titre que l'émétique, l'exercice gymnastique. L'afflux nerveux se voit bientôt dompté, par l'une et l'autre médication dans ses saccades et régularisé dans sa production.

Productions épithéliales. — La tradition accordait à la Bourboule, la cure des fièvres intermittentes bien avant que les travaux de Boudin nous eussent appris la part qui revient légitimement à l'arsenic : elle leur attribuait encore une certaine action contre le cancer. C'était probablement à quelques cancroïdes qu'on faisait allusion, car la parenté histologique de ces deux variétés d'une même espèce, ne les empêche pas d'avoir une évolution bien différente. Nous sommes des plus sceptiques quand il s'agit de la guérison médicale, non-seulement d'un cancer, mais même d'un cancroïde et bien que l'école homéopathe attribue à l'arsenic une influence pathogénétique du cancer, d'après les observations de Scheffler chez les mineurs, de Curling chez les ramoneurs journellement en contact avec la suie qui contient, d'après Lados et Mareska, 4 millig. d'arsenic par kilog., nous resterons des plus réservé et des moins crédule en ce point de la thérapeutique bourboulienne. On admet, il est vrai, l'utilité des applications arsenicales contre les productions cancéreuses ; d'autre part, Hardegg, Dehaën, Van der Dale admettent une desquamation épithéliale dans les faits de toxicologie arsenicale, la chute des cheveux : ce sont là, les premiers pas vers l'élimination escharotique d'une tumeur épithéliale, d'un cancroïde, et sans attendre beaucoup de leur efficacité contre une affection si peu remédiable, nous nous bornerons à voir dans les rares succès qu'elles purent obtenir jadis contre des tumeurs peut-être mal diagnostiquées, une nouvelle preuve de leur action fondante et détersive. En effet, nous avons vu cette année la chute d'une excroissance verruqueuse datant de plusieurs années, coïncider avec leur usage interne. Le malade était un prêtre de Narbonne, il se traitait pour une pharyngite, buvait les eaux et faisait passer quelques pulvérisations dans sa gorge. Il fut très-surpris de sentir un jour la verrue qu'il portait à la joue gauche se détacher de son pédicule, et tomber après deux semaines de traitement, sans l'aide d'aucune traction. Nous avons pu constater maintes fois que ces eaux déterminaient aussi dans une certaine mesure la chute des poils et des cheveux, et nous avons été témoin du mécontentement d'un magistrat, venu tout exprès pour les faire épaissir. Nous le consolâmes, en lui montrant que les poils tombés repoussaient en effet plus vite que dans la plaine, phénomène dû peut-être à la congestion cutanée déterminée par la fièvre thermale et l'altitude.

Corps flottants de l'humeur vitrée. — Nous avons été surpris du succès qu'obtenait un médecin venu lui-même pour s'y traiter de corps flottants dans l'humeur hyaloïde à la suite d'une iritis séreuse. Il nous était bien difficile d'expliquer une pareille cure au moyen des propriétés plasmatiques dont on était en train de doter nos eaux. Les ophthalmologistes les demandent d'habitude au calomel et même au sublimé.

Ulcères phagédéniques. — A cette époque nous entendîmes vanter par quelques médecins, M. Blatin entre autres, les succès qu'on en avait obtenus contre les ulcères phagédéniques, des bubons incurables, des impétigos syphilitiques, toutes affections qu'on pourrait appeler des scrofules locales détachées d'une syphilis constitutionnelle. Notre désir était d'avoir à la Bourboule et sous nos yeux un de ces cas à traiter et de bien voir ce qui se passerait. Il nous fut envoyé par le docteur Verdier, de Thiers.

M. X..., âgé de 26 ans, d'une bonne constitution, avait eu deux ans auparavant une chancrelle qui avait déterminé à l'aine gauche un bubon qu'aucun traitement n'avait pu mener à guérison. Si l'ulcère cédait sur un point, il gagnait sur un autre : il prenait en un mot l'allure serpigineuse.

Le calomel en pommade, les solutions tartro-potassiques et ferrugineuses arrivaient à peine à le modifier. La cautérisation au fer rouge, pratiquée à Lyon par M. Rollet, n'avait produit qu'un résultat peu durable. Vingt-six mois s'étaient écoulés depuis le début du mal. Quand M. X... vint à la Bourboule, nous vîmes à l'aine droite quatre ulcérations bordées d'épaisses callosités : elles étaient peu dolentes, on pouvait les manier sans éveiller aucune plainte. Le malade d'ailleurs pouvait marcher, monter à cheval, sans grande incommodité. Fatigué de l'inutilité des topiques, il n'en faisait plus usage et voulait, disait-il, « traiter son mal par le mépris, » lorsqu'on lui conseilla d'essayer la Bourboule. Nous lui fîmes prendre l'eau en boisson et des bains prolongés. Il supportait parfaitement l'eau de la Bourboule, buvait celle de Fenestre avec plaisir, trois verres de la première, deux de l'autre. Son appétit augmentait à merveille. Mais bientôt les ulcérations devinrent douloureuses, les callosités s'abaissaient, se détergeaient, et le malade appréhendait de les voir palper. Il n'osait plus monter à cheval : des bourgeons charnus commençaient à rougir le fond des plaies qui pourtant restaient au moins aussi larges. Ce malade voyait qu'il s'était produit un changement, mais fallait-il s'en louer ? Les douleurs survenues l'inquiétaient, et les ulcérations lui semblaient élargies. Nous suspendîmes graduellement les bains ; la suppuration apparut sur les callosités, bientôt les bords se rapprochèrent, et après vingt-six jours de traitement, le malade put quitter la Bourboule.

Il est bien évident pour nous que l'action irritante des eaux avait transformé des plaies atoniques en plaies vivantes, avait élargi leur surface de tous les bords calleux disparus, avait enfin déterminé le soulèvement de bourgeons vasculaires : certes, sans vouloir nier l'efficacité adjuvante de l'eau en boisson, c'est bien à son action balnéatrice, à l'irritation locale que nous attribuons la plus large part du succès.

Blennorrhagie. — L'eau en boisson participe, avons-nous dit maintes fois, de cette action substitutive : nous en trouvons encore la preuve dans le mode de guérison de deux blennorrhagies apportées à la Bourboule par des gens qui n'y venaient point pour elles, ni pour d'autres affections. Voulant nous assurer, auprès de cas aussi étrangers aux cures thermales, des effets de l'eau bourboulienne, nous bornâmes son usage à la médication interne, évitant à dessein toute balnéation propice. Les malades voulaient bien se prêter à l'épreuve. Nous vîmes en 12 jours, une blennorrhagie aiguë céder complètement à la boisson de cinq verres quotidiens, sans adjuvant d'aucune sorte, sans précautions hygiéniques dans l'alimentation. Par contre, chez l'autre personne, nous avions affaire à une de ces blennorrhées torpides, désespérantes par leur indifférence : bientôt nous vîmes la sécrétion changer de caractère, s'accompagner de sensibilité, revenir à l'état aigu et disparaître enfin complètement après la cessation graduelle de l'eau, tout comme il arrive après les méthodes abortives, les injections cautérisantes.

C'est toujours à cette action substitutive de l'eau sur les organes directement soumis à son contact que nous avons proposé la guérison de ces croûtes impétigineuses qui viennent tant de fois obstruer les narines chez les personnes et surtout chez les enfants à constitution strumeuse. Au moyen d'un long tube de caoutchouc ajusté à l'orifice des appareils de pulvérisation, l'eau entrée par une narine, vient d'un courant continu, fermé en arrière par les parties molles du palais, sortir par l'autre narine. Ces douches nasales produisent un lavage complet du méat inférieur où s'accumule le muco-pus desséché : elles le rendent bientôt perméable à l'air et à la guérison. Tous les cas soumis à cette méthode ont présenté une amélioration rapide, et souvent une guérison définitive, chez les personnes dont la constitution avait fini par dépouiller l'habitus strumeux. Nous nous bornerons à relater le cas d'une malade envoyée par le Dr Mioche, de Clermont-Ferrand.

Mademoiselle X..., bien portante, mais de constitution lymphatique, souffrait depuis assez longtemps d'une exsudation abondante dans les fosses nasales : la lèvre supérieure en était humectée, car les croûtes laissées sur le méat inférieur par la dessiccation s'étendaient aussi sur elle. Elle avait peu d'appétit, et sa santé languissait. L'eau en boisson eut bientôt réveillé l'appétence digestive : la pulvérisation nettoya complètement la lèvre en quelques jours, et les douches nasales finirent par déblayer le méat. Elle partit complètement guérie, trop bien peut-être, car elle fut prise d'érysipèle quelques mois après. Cet érysipèle fut suivi de plusieurs autres. Le point de départ était presque toujours la lèvre. Evidemment l'excitation produite par les eaux, et surtout par le traitement externe, avait fixé sur ce point, le principe strumeux répandu dans l'organisme. Les douches n'amènent donc pas la répercussion que l'on pourrait craindre, et l'économie continua de se débarrasser par la porte qu'on avait voulu fermer.

L'année suivante, Mademoiselle X... vint à la Bourboule pour compléter sa guérison. Nous laissâmes de côté la médication locale. Le traitement interne, aidé de quelques bains, fut seul institué : les érysipèles n'ont pas reparu, et la santé prend un nouvel essor.

Coryzas chroniques ; Obstruction des trompes d'Eustache. — Nous employons aussi fort avantageusement ces douches nasales chez les personnes qu'une flaccidité atonique de la muqueuse de Schneider prédispose à des coryzas continuels, prive en partie du sens olfactif, chez celles qu'un état variqueux et granulé de l'arrière-cavité des fosses nasales et rétro-pharyngiennes rend moins aptes à percevoir les saveurs et prédispose à l'expectoration de viscosités. Les sens indispensables aux adeptes de Brillat-Savarin, ne sont pas les seuls à souffrir de cette torpidité chronique de la muqueuse naso-palatine : le sens de l'ouïe peut s'émousser aussi, quand un gonflement œdémateux vient soulever la fossette de Rosenmüller, et que les trompes d'Eustache, obstruées à leur embouchure ne peuvent plus permettre à l'oreille moyenne de se mettre en équilibre avec la pression atmosphérique. Dans ces lésions diverses que révèle la rhinoscopie, on peut encore faire arriver la douche au contact des parties malades : il suffit d'avoir un tube de caoutchouc assez long, pour que le patient puisse la bouche fermée, recevoir l'eau dans une narine en renversant un peu la tête en arrière au lieu de la tenir penchée en avant, comme dans ces cas où les fosses nasales étaient seules affectées. L'eau revient également bien par l'autre narine, après avoir baigné l'embouchure même des trompes d'Eustache. Le patient peut à son gré changer la direction du courant, se pencher en avant pour rejeter quelques gorgées d'eau et les mucosités qu'elle entraîne. Celles-ci ne descendent pas dans le pharynx, et l'effet obtenu sera bien plus énergique que celui d'une simple pulvérisation qui, dans la bouche la plus largement ouverte, vient presque toujours se briser contre la luette, la base de la langue et les piliers palatins. Parmi les cas de ce genre que nous eûmes à traiter, l'un d'eux mérite mention, tant par la complexité de ses symptômes que pour l'heureux résultat dont le traitement fut suivi.

M. X..., Anglais, avait visité différentes eaux d'Allemagne, il souffrait d'une inflammation chronique de l'arrière-cavité des fosses nasales, de la partie postéro-supérieure du pharynx assez variqueuse. L'olfaction, le goût, l'ouïe étaient tous les trois affectés. Il jouissait d'ailleurs d'une bonne santé. Sur les conseils de son médecin, nous lui fîmes inhaler l'eau par les narines, pendant qu'il tenait la bouche fermée et la tête en arrière. Chaque séance durait cinq minutes : la médication fut de trois semaines. En même temps il buvait les eaux à la dose de trois verres par jour. Après dix jours, il éprouva la saturation bourboulienne et dut suspendre la boisson, pour la reprendre dans la dernière semaine. Quand il partit, le pharynx avait un tout autre aspect : les varicosités bleuâtres tranchaient à peine sur la muqueuse et l'odorat lui permit d'apprécier ses eaux de senteur : depuis deux ans, disait-il, il avait dû s'en rapporter à la bonne foi de son parfumeur. « Il fallait bien, nous dit-il en partant, que la Bourboule fût héroïque dans ses cures, pour que l'on y vienne. »

La trompe d'Eustache nous amène tout naturellement aux affections de la caisse tympanique : parmi les affections de celle-ci, il en est une encore peu connue et qui pourtant est bien souvent la cause de profondes surdités. Nous voulons parler de ces exsudats colloïdes, comme nous en montraient à Vienne les cliniques de Grüber et Politzer. Les insufflations d'air, par les procédés de Valsalva et de Politzer ont peu de prise sur eux, la paracentèse tympanique est presque toujours nécessaire, quand le diagnostic est certain, et c'est alors qu'une insufflation méthodique par le cathéter eustachien peut les pousser dans le conduit auditif externe, comme nous en fûmes quelquefois témoin. A Londres, chez MM. Hinton et Purvies, on injecte au moyen du cathéter et d'un ballon de caoutchouc des liquides médicamenteux par la trompe d'Eustache : c'est le plus souvent une solution d'iodure de potassium et d'iode. Ne pourrions-nous pas à la Bourboule, injecter notre eau, en vertu de ses propriétés fluidifiantes et résolutives ? Certes, ce serait pour la faire arriver dans l'oreille moyenne, un chemin plus court que celui de l'estomac auquel on s'est borné jusqu'à présent, d'ailleurs il faut avouer que les gens ainsi traités, sont repartis aussi sourds que *ces impies* dont raconte le Psalmiste.

Conjonctivites phlycténulaires. — Le même ordre d'idées nous a conduit à employer également comme topique externe, l'eau de la Bourboule dans certaines affections de l'œil, la conjonctivite phlycténulaire entre autres. Cette affection, chez les enfants surtout, est le plus souvent liée à la constitution lymphatique.

Nous avons vu nos maîtres de Paris et d'Allemagne, éviter soigneusement contre cette affection toute de débilité, les lotions froides et astringentes, les solutions métalliques et préconiser au contraire les applications chaudes et légèrement stimulantes. Nous n'avons pas hésité à soumettre l'œil aux bains tièdes dans de petits godets. Quelques jours ont généralement suffi pour faire disparaître les phlyctènes. Nous citerons le cas suivant :

Mademoiselle X..., âgée de 10 ans, est d'un tempérament strumeux, comme témoignent une périostite au gros orteil de chaque pied, de l'impétigo nasal, des kératites phlycténulaires. Les bains locaux firent bientôt disparaître l'affection oculaire, les croûtes nasales résistèrent davantage aux injections, mais disparurent aussi. L'un des orteils n'offrait plus de trajet fistuleux quand elle nous quitta, mais il était encore tumescent. Nous avons revu la personne quatre mois après : c'est à peine s'il restait un peu de gonflement à l'orteil encore malade quand elle avait quitté la Bourboule.

En effet, les eaux de la Bourboule prolongent leur influence interne bien longtemps encore après la saison thermale. Il est bien rare de ne pas trouver nos malades notablement engraissés dans l'année qui a suivi leur cure. Ce fait est des plus caractéristiques.

Nous avons noté plusieurs cas de ces rapides guérisons

de conjonctivite phlycténulaire, et nous sommes heureux de les rapprocher des mêmes succès que le professeur Critchett dit avoir obtenus contre les ophthalmies pustuleuses des scrofuleux, au moyen de préparations arsenicales.

CHAPITRE II.

Du traitement des maladies de poitrine dans les cabinets d'inhalation. — La coxalgie aux thermes de la Bourboule.

Dans notre premier fascicule, où nous avons examiné les effets physiologiques de l'altitude, nous avons à ce propos déduit la salutaire influence de la Bourboule et de son climat de montagne sur la phthisie.

Dans le fascicule suivant nous avons discuté la valeur thérapeutique des eaux arsenicales et chlorurées sodiques dans cette affection, et sans la déprécier, nous n'avons pas hésité, pour mettre au premier plan, les larges espaces, et surtout *cet air raréfié*, air virginal et limpide : ses ondes, que l'on sait, depuis les travaux de Pasteur, à peu près exemptes de cette *panspermie* qui pèse sur la plaine, et devient bientôt funeste aux organismes en décadence, ses ondes, disons-nous, flottent sur la montagne subtiles et légères à l'entour de ces couronnes et de ces rideaux de verdure, que les pins jettent sur la cime et le flanc des collines : elles en baignent longuement les franges et les plis pour s'imprégner d'arome et le disséminer ensuite dans toute la vallée. On ne devient pas, on ne reste guère phthisique dans cet air-là, Bertrand nous l'a dit, lui qui se sentait fort de ses observations personnelles, à une époque où l'on connaissait à peine les effets de l'altitude.

Auprès de cet air si bienfaisant pour les poitrines défaillantes, il est encore aux thermes mêmes, une ressource dont nous n'avons pas encore parlé : ce sont *les inhalations et les bains de vapeur minérale.* Leur application précieuse dans bien d'autres affections, telles que le rhumatisme, les névralgies, etc., dans tous les cas, en un mot, où de fortes sudations sont indiquées, prête à notre thérapeutique un excellent concours, dans l'asthme et la phthisie. Elle régularise la circulation dans un poumon revivifié par le climat de montagne, assoupit la sensibilité des points malades, facilite l'expectoration, enlevant ainsi à une toux pénible le prétexte de ses efforts.

A la Bourboule, on installe spontanément les séances d'inhalation dans des cabinets particuliers : l'eau n'a pas besoin d'être chauffée comme en bien des stations, pour dégager sa vapeur : on la laisse tomber d'assez haut sur un plan incliné ; elle s'y brise et donne bientôt d'abondantes buées. Sa température élevée dispense de la soumettre préalablement au chauffage artificiel qui ne peut qu'en altérer la constitution : en quelques minutes les malades sont plongés dans un véritable bain de vapeur minérale. Il est bien difficile de juger lequel a le plus d'influence sur la maladie, ou des principes minéraux inhalés par les voies respiratoires et portés ainsi dans l'organisme, ou des transpirations profuses qui surviennent. Cette thérapeutique nous semble énergique, car elle est le plus souvent difficile à supporter. On l'emploie fréquemment au Mont-Dore et à la Bourboule contre les affections des organes respiratoires : aussi ne manquerons-nous pas d'accueillir avec empressement, le progrès que vient de réaliser la

Bourboule dans l'application de ces vapeurs minérales. Au lieu d'accumuler indistinctement des malades de tout âge et d'affections diverses dans une même étuve, la Bourboule s'inspirant des nouvelles doctrines qui tendent à prévaloir aujourd'hui, réserve à chaque patient un cabinet particulier. Outre l'avantage de pouvoir varier ainsi, selon la susceptibilité de chacun, la température de ces inhalations, on évite aussi les mauvaises odeurs, les répugnances instinctives et réciproques. De plus, au moyen de la ventilation qui suit chaque traitement, la matière organique, rejetée par l'expiration pulmonaire, est entraînée loin de l'atmosphère où viendront inspirer d'autres personnes, et la contagion de la tuberculose, si bien elle existe, ne sera pas à craindre.

On constate tous les jours les bons résultats que fournissent les salles d'inhalation dans le traitement de la phthisie pulmonaire, mais on ne les explique guère. La plupart des médecins hydrologues, entêtés chacun des richesses minérales de sa station, vantent l'action topique d'une vapeur plus ou moins saturée de principes salins. Selon les besoins de la cause, cette vapeur devient au gré du médecin, stimulante ou sédative, provoque une congestion résolutive du tubercule pour celui-ci, la dissipe au contraire pour cet autre qui redoute les hémoptysies. Nous craignons bien que cette topographie saline et médicale, soit aussi nuageuse dans les esprits qui la conçoivent, qu'elle l'est dans les buées aqueuses qui la portent, et reste à l'état de mythe et de postulat.

Passons au travers : nous reconnaissons d'abord comme la plupart de nos confrères, son innocuité parfaite sur la circulation pulmonaire, même chez les malades disposés à l'hémoptysie. Assurément, nous n'irons pas chercher dans l'action styptique des sels véhiculés par la vapeur minérale, la raison de cette précieuse indemnité. Car ces sels, pour la plupart, n'ont point cette vertu, même à l'état de dissolution, qui les concentre bien davantage. Il nous faut donc recourir à d'autres agents, d'action plus énergique, d'existence plus certaine. Tout d'abord, voyons ce qui se passe ; laissons parler pour garantie d'impartialité, un médecin étranger à la station : M. Lassallas, du Mont-Dore, décrit clairement ce qu'il a souvent observé : « Au sentiment d'oppression du premier moment, succèdent des inspirations profondes, que le malade exécute avec une facilité inaccoutumée, l'expectoration devient facile, la toux se calme, le pouls moins serré prend de l'ampleur, et la peau qui était sèche, commence à devenir moite.... La sudation est un phénomène constant dans la salle d'aspiration ; plus abondante chez les sujets ayant conservé de l'embonpoint, elle s'établit assez difficilement chez ceux qui sont minés par la fièvre hectique... L'atmosphère chaude et humide de la salle d'aspiration excite la peau et augmente l'activité des capillaires périphériques. »

Comme notre confrère du Mont-Dore, nous attribuons à ce transport des liquides vers l'enveloppe cutanée que l'on sait fort grande, une bonne part dans la décongestion du poumon : évidemment, les vaisseaux de ce dernier seront allégés d'autant. « L'aspiration, telle qu'on la pratique au Mont-Dore, poursuit notre confrère (et telle qu'on la pratique à la Bourboule et partout ailleurs, ajouterons-nous), est sédative de la circulation, mais ce serait une profonde erreur de lui attribuer les effets hyposthénisants de certains médicaments, comme le tartre stibié, par exemple. Le pouls se ralentit, mais il ne perd rien de sa force qui, au contraire, est augmentée e l'énergie du cœur, loin d'être diminuée, devient plu manifeste... »

Ces dernières remarques de M. Lassallas sont pou nous fort précieuses, et nous en tirerons successivemen la solution du problème : si le pouls a pris de l'ampleur, c'est que le cœur se contracte plus complètemen et pour cela, il faut qu'il trouve dans le parenchyme pulmonaire qui l'entoure, un point d'appui plus élastique sa force d'expulsion est plus grande ; elle régularise l circulation générale, et l'enrichit aux extrémités. Mai pour que le poumon puisse prêter ainsi son concour passif à l'activité cardiaque, il faut qu'il soit gorgé, pou ainsi dire, excentriquement tendu : c'est l'air humide de salles d'aspiration, air chargé de vapeur d'eau, de sels, d gaz divers, de cet acide carbonique, si lourd comparativement à l'oxygène, qui produit cet effet : il donne au vésicules pulmonaires, une tonicité suffisante pour refouler le sang dans leurs capillaires, vaincre la tension de mêmes gaz qui roulent avec le sang, soutenir et renforce le choc cardiaque, d'où cette ampleur du pouls. Mécaniquement exprimé du poumon, le sang tendra d'autan moins à s'y porter que les inspirations appauvries d'oxygène, par les suppléments d'acide carbonique exhalés de l'eau minérale dans l'atmosphère de l'étuve, lui font un appel plus affaibli. Comme corollaire de cette oxydation défectueuse, nous pouvons déduire une ampliation exagérée de la cage thoracique, un déplissement plus complet du poumon, bases et sommets, pour capter un plus grand volume de cet air si peu comburant. C'est là le secret « de *ces inspirations profondes*, que le malade exécute avec une facilité inaccoutumée », nous a dit M. Lassallas, et peut-être aussi de la céphalalgie, également notée par notre collègue.

Ainsi donc, voilà bien des raisons suffisantes pour expliquer l'absence d'hémoptysie : déplétion des vaisseaux pulmonaires, hématose entravée par la surabondance d'acide carbonique, distribution plus impartiale du liquide sanguin dans le parenchyme.

Si ce n'était assez, on pourrait à bon escient, ce nous semble, invoquer encore l'action sédative de ce même gaz carbonique, sur l'éréthisme de poumons malades, et celle encore de la vapeur d'eau. On peut objecter, il est vrai, que l'acide carbonique pourrait produire sur la muqueuse pulmonaire les mêmes effets que nous lui voyons déterminer sur la peau, c'est-à-dire après l'anesthésie, le réveil : après l'engourdissement, l'excitation ; mais pour des systèmes anatomiques, de structure si différente que la peau et la muqueuse pulmonaire, il serait téméraire de conclure si facilement de l'une à l'autre, d'ailleurs la superficie bien autrement étendue du tégument externe, ne manquerait pas, même en cette conjoncture, de détourner sur lui, une révulsion largement compensatrice.

Il est donc superflu de recourir à quelque action styptique des sels minéraux ; d'ailleurs la présence de ces derniers doit être bien minime, puisque bien des chimistes osèrent la mettre en doute. A ce propos nous citerons ici les conclusions que M. Huguet, professeur de pharmacie à l'École de Clermont, a tirées de ses analyses. Elles ont été faites sur la vapeur des salles d'inhalation de Royat, à la demande d'un médecin de cette station. Rien n'empêche d'étendre aux salles du Mont-Dore et même de la Bourboule les résultats indiqués pour les thermes de Royat, car les sels fixes, comme on le verra, jouent un si faible rôle dans ces inhalations, qu'on peut négliger tout à fait d'établir une proportion entre la richesse minérale d'une eau quelconque et le chiffre des sels qui passent à l'étuve.

Voici ces conclusions :

1° Dans les salles d'aspiration, la majeure partie de l'eau se trouve à un état autre que l'état de vapeur.

2° Aux circonstances indiquées par M. François comme favorisant l'entraînement de particules d'eau, il faut ajouter la présence de l'acide carbonique et très-probablement des autres gaz.

3° Au point de vue médical, les salles d'aspiration peuvent être considérées sous trois points de vue :

(a) Ce sont des étuves humides;

(b) L'action médicale provient de la nature des gaz (présence des acides carbonique ou sulfhydrique, proportion moins considérable d'oxygène, hématose moins rapide, atmosphère plus chaude, etc.);

(c) La présence des sels fixes a une influence thérapeutique; dans ce cas, il faut admettre l'existence des doses infinitésimales.

En effet, un malade faisant passer, en une heure, 500 litres d'air des salles d'inhalation dans sa poitrine, aspirerait à Royat 0gr 00181 de sels fixes qui se décomposent ainsi :

Chlorure sodique........	0,0002176
Bicarbonates alcalins.....	0,0003462
Carbonate calcique.......	0,0002373
Oxyde ferrique..........	0,0010087
	0,0018098

R. Huguet.

Il serait à désirer que M. Huguet étendît aux salles de la Bourboule, les mêmes recherches précises et impartiales qu'il vient de faire sur Royat. Leur résultat, nous n'en doutons point, viendrait rassurer ceux de nos confrères qui ne peuvent sortir de l'étuve, sans se croire affublés d'une minéralisation inopportune, et ressentir sur la peau comme sur les muqueuses, certaine pénétration métallique. Les chlorures, le fer et l'arsenic, subissent dans leur individu, grâce à la puissance catalytique de leur imagination, et l'oxygène de leur esprit, toutes les combinaisons possibles, depuis le gros sel jusqu'au sel attique : bien mieux, ils s'imaginent porter, quand ils reviennent affronter leur ménagère, celui de cuisine, encore pendant à la complicité d'une barbe non moins hygrométrique que les puits Choussy.

Le travail consciencieux du chimiste, ne pouvait convenir au médecin qui d'ailleurs, voulant tout expliquer par des chiffres, recherchait la quantité, et rêvait sans doute une influence directe, styptique ou cicatrisante. Les œuvres de la nature médicatrice ne sont pas aussi simples que le voudraient des guérisseurs abracadabrants : pour en surprendre les phénomènes, il faut mettre autant de délicatesse en nos recherches qu'elle même en déploie dans leur enchaînement.

On concevra notre empressement à recueillir les données de M. Huguet, si l'on réfléchit que leur fin thérapeutique concorde à merveille avec les principes de physiologie et de clinique adoptés dans notre travail. On a pu remarquer l'insistance avec laquelle nous avons rattaché bien des affections, et celles de la poitrine en particulier, aux injures mécaniques de la nutrition, aux désordres du centre circulatoire, qui, dans le développement de nos théories, tout comme dans celui de la vie fœtale, devient le *punctum saliens*.

Coxalgie.

Nous avons indiqué dans le premier chapitre, la plupart des affections que l'on peut toujours avantageusement modifier, assez souvent guérir.

Avant de passer au chapitre suivant, qui sera consacré tout entier à l'aveu des insuccès ou des contre-indications, il importe d'exposer ici, dans des pages intermédiaires, les résultats également intermédiaires que nous avons obtenus dans le traitement des coxalgies. On se rappelle les considérations que nous avons exposées dans notre seconde partie, en nous appuyant sur l'expérience de l'inspecteur des eaux, M. le Dr Peyronnel.

Depuis, nous avons eu nous-même cinq cas d'arthrite coxo-fémorale à surveiller. Envoyés par différents médecins, ces malades exigeaient un traitement. Nous n'avons pas cru devoir le leur refuser, d'autant plus que leur position de fortune les mettait en état de seconder par une bonne hygiène, l'action des eaux. Deux d'entre eux étaient des enfants de 8 à 11 ans. Deux autres avaient dépassé leur vingtième année; la troisième personne, d'ailleurs robuste avait près de 45 ans. Chez tous, surtout chez les deux enfants, la constitution trahissait son empreinte scrofuleuse par des ganglions cervicaux, des dépressions produites dans la continuité des membres près d'anciens orifices fistuleux; on se rappelait que des sequestres d'os nécrosés, étaient sortis par là. D'ailleurs, les organes thoraciques étaient en bon état. Chez tous, nous avons indiqué l'usage de l'eau de la Bourboule aussi bien en boisson qu'en douches et balnéation. Dans tous ces cas, nous croyons qu'il faut, quand il n'y a pas danger à le faire, modifier profondément la constitution. Nous insistons sur les douches générales, car elles font une dérivation avantageuse pour l'arthrite : appliquées le long de la colonne vertébrale, elles stimulent les nerfs vasomoteurs. L'article est toujours, en effet, le siége d'une inflammation plus ou moins vive, et il faut prendre garde de ne pas l'aggraver, par des douches trop bien localisées. Sans les proscrire, nous les portons de préférence dans le voisinage du mal, aux alentours. C'est surtout pour l'articulation tibio-fémorale, qu'il faut prendre cette précaution, car les téguments qui la recouvrent sont trop minces pour faire dérivation, et c'est l'articulation elle-même qui risquera d'être congestionnée, par la percussion de l'eau.

L'un des enfants était assujetti dans une gouttière de Bonnet. Nous n'avons pas vu dans cet appareil un obstacle à la médication balnéaire. Nous avons concilié celle-ci, avec l'immobilité prescrite par le médecin habituel, en fixant dans la baignoire elle-même, partiellement remplie, une imitation de la gouttière. Cet enfant possédait au plus haut point les caractères de la constitution scrofuleuse, il avait même cette beauté que note M. Hardy. C'était bien sur lui qu'on pouvait constater les propriétés irritantes de l'eau de la Bourboule, car des lotions faites avec elle dans les narines et les oreilles ont suffi pour déterminer leur inflammation, et la formation de croûtes impétigineuses. Des furoncles, des abcès survinrent à la suite du traitement.

On eût dit que l'on avait sollicité l'économie à se débarrasser de ses globules blancs, ces *hématozoaires* de Claude Bernard, qu'elle fabriquait avec une déplorable facilité.

L'organisme des scrofuleux s'ébranle, en effet, au moindre choc : mal liés, ses éléments se désagrègent, fondent pour ainsi dire ; globules blancs et globules de pus semblent naître de leurs débris, comme les vers parasites sur un cadavre, et chez eux, toute cicatrice trahit par sa dépression, la mort que l'organisme a subi, sur ce point mal réparé.

D'ailleurs, aucun accident ne suivit ces phénomènes critiques, l'appétit se développa, la physionomie gagna quelque mobilité, quelques filets de sang parurent serpenter sous ce masque de cire. Depuis, nous avons revu cet enfant, l'état général est meilleur, et les douleurs locales qui avaient nécessité l'usage de la gouttière, n'ont pas reparu.

Les autres malades semblèrent assez satisfaits de leur saison : depuis, nous avons obtenu des renseignements, et bien qu'aucun coxalgique ne soit guéri, tous constatent avec plaisir, une amélioration dans l'état local. L'état général avait chez tous, mais surtout chez les deux enfants, grandement bénéficié.

Nous pouvons donc, sans promettre aux arthrites coxofémorales une guérison rapide et sûre, les admettre dans certains cas, à la Bourboule. Il ne faut pas les envelopper indistinctement dans une prescription malavisée. Rappelons-nous qu'à côté des eaux nous avons l'air de la montagne. Enfin, quand les douches sont pernicieuses, l'eau en boisson peut être encore salutaire, contre une affection qui germe le plus souvent sur un terrain scrofuleux. Mais les effets de la médication doivent être secondés par une bonne hygiène, une alimentation substantielle. Malheureusement, il n'en fut pas toujours ainsi à la Bourboule, car dans les jours de monopole, les traitements médicaux restaient illusoires chez des malades réduits à se disputer des logements humides, quelquefois même, ils risquaient d'exaspérer le mal, quand les indigents étaient réduits à sacrifier une partie de leur nourriture aux frais de la balnéation. Grâce au développement de la nouvelle ville dans les terrains les mieux exposés, la Bourboule pourra réaliser les conditions d'hygiène, indispensables pour une bonne partie de sa clientèle, le soleil luira pour tout le monde, et d'impitoyables cupidités ne pourront plus demander au malade, *sa bourse pour la vie.* Il pourra désormais sans entrave, utiliser les eaux pour lui, tandis que pendant longtemps, il fut plutôt utilisé pour elles.

CHAPITRE III.

Contre-indications fondées sur l'observation de certains cas. — Troubles cardiaques. — Résultats équivoques ou fâcheux.

Dans les chapitres précédents, nous avons essayé, en posant les principes généraux de la médication bourboulienne, de faire ressortir par l'examen de cas particuliers son mode d'action. Nous avons examiné la quantité et la qualité de son énergie médicatrice, afin d'en informer nos confrères et le public. Mais s'il est bon de faire naître des espérances légitimes, il ne l'est pas moins de prévenir tout mécompte. Nous avons répété que ces eaux n'étaient pas une panacée et pouvaient devenir funestes en bien des cas.

On reproche fort souvent aux médecins d'eaux minérales, de convier indistinctement tous ceux qui souffrent, aux caresses banales de naïades toujours bénévoles, mais quelquefois éhontées. Faire ainsi, serait de leur part, un prosélytisme aussi coupable que l'indifférence ou l'égoïsme de quelques confrères, qui nient absolument la pharmacodynamie des eaux minéralisées thermales, ou prétendent la mieux diriger de leur cabinet que ceux qui l'étudient d'une observation constante, et sur place.

Expédier par complaisance un malade vers les eaux qui ne lui conviennent pas, ou bien encore, les appliquer sans discernement quand il s'agit d'eaux minéralisées comme celles de la Bourboule, nous semble bien fait pour porter infailliblement préjudice, aussi bien aux médecins correspondants qu'à leur malade.

Une bonne partie de l'horizon thérapeutique de la Bourboule est encore voilée, il est vrai ; nous en dirons seulement quelques mots et ne nous étendrons que sur les faits déjà clairement établis.

Albuminurie, Diabète. — Nous ne pouvons guère parler de ces malades, n'en ayant pas traité nous-même : quelques-uns de nos confrères sont plus explicites, ils ont vu le sucre diminuer dans l'urine des diabétiques. Cela prouve peu, si l'on réfléchit que la quantité des urines augmente en raison même des verres d'eau minérale que l'on fait boire, et de l'excitation rénale produite par quelques-uns de ses principes. En outre, les malades altérés par l'exosmose inséparable du chlorure de sodium, boivent beaucoup plus d'eau simple, qu'ils ne le font dans leur vie ordinaire. Le sucre, ainsi dilué, doit être moins sensible aux réactifs, et pour tirer la proportion, il faudrait exactement doser toutes les urines rendues. D'après nos collègues, quelques albuminuriques auraient eu à se louer aussi, de leur séjour et de leur traitement à la Bourboule. Nous ne repoussons pas toutes ces assertions, d'autant plus qu'elles s'accordent assez bien avec les déductions thérapeutiques que l'on est en droit de tirer de l'essence morbide du diabète et de l'albuminurie.

Ostéomalacie. — Nous avons observé deux cas d'ostéomalacie, et comme on pouvait s'y attendre, aucun bienfait n'est venu confirmer la théorie de la *lymphe minérale*. Nous avons dissuadé ces malades d'une seconde saison, tout au moins inutile.

Affections cardiaques.

La Bourboule est une puissance en thérapeutique, elle est despote, elle aussi, et malmène souvent ceux qui ne lui conviennent pas. Dans ce groupe, nous rangerons en toute franchise, les affections cardiaques. Nous éliminerons donc, d'un seul bloc et presque sans réserve, tous ceux qui souffrent d'une affection organique du cœur ou des gros vaisseaux, de l'aorte en particulier. En effet, comme le dit M. Peter, « la relation réciproque des puissances actives de la circulation, le cœur et les vaisseaux, réalise dans l'appareil circulatoire, ce *consensus unus* signalé par Hippocrate dans l'organisme entier. » Quand il s'agit de l'aorte, un athérome, en élargissant l'anneau de sa crosse, en ratatinant les valvules sigmoïdes, les empêche d'arriver au contact, et leur insuffisance produit, en définitive, les mêmes effets qu'un rétrécissement.

Un rétrécissement aortique amène une dilatation ventriculaire, au-dessus d'elle se fait alors et nécessairement une insuffisance mitrale ; l'oreillette gauche subit le retour du sang, les veines pulmonaires ne peuvent s'y vider et l'hématose est en stase dans les capillaires du poumon. L'artère pulmonaire ne peut donc plus s'y dégorger librement : des troubles correspondants à ceux du cœur gauche se produisent dans le droit et le sang reflue dans les veines caves supérieures et jugulaires. Alors surviennent la stase sanguine dans les capillaires généraux, des hypérémies passives et des altérations organiques, l'anurie, l'apepsie, le catarrhe suffocant.

Peu importe le point où le rouage est lésé, le cercle vicieux s'établit et le résultat final rattache bien plus étroitement son pronostic à la cause génératrice du mal, à l'âge du malade et à son milieu social, qu'à l'orifice premièrement affecté.

C'est dans le poumon que se passent les troubles fonctionnels les plus graves : ses vaisseaux distendus, gorgés de sang subissent des dégénérescences histologiques, ils laissent passer des exsudations, ils se brisent assez souvent, et laissent passer des extravasations ; les vésicules sont de plus en plus comprimées, et par cela même qu'il y a trop de sang à hématoser, il arrive moins d'air pour l'hématose, d'où la dyspnée, l'asphyxie lente, la mort par degrés.

Tous ces accidents pulmonaires, le malade atteint d'une affection du cœur peut en éviter ou bien en retarder la venue, par une bonne hygiène, un traitement rationnel : fera-t-il ainsi, quand il vient à la Bourboule?

Nous n'hésitons pas à donner une réponse négative : nous nous réservons bien d'en donner la raison, mais laissons d'abord parler les faits :

Nous n'appelâmes jamais à la Bourboule aucune affection cardiaque, mais nous avons eu fréquemment l'occasion d'observer sur des malades envoyés à différents titres, une affection concomitante du centre circulatoire. Quelquefois, celle-ci, peut-être encore ignorée du malade, venait à se révéler par son exaspération soudaine. Tel fut le cas, chez une jeune personne venue à la Bourboule pour améliorer sa constitution strumeuse.

Mademoiselle X..., âgée de 19 ans, n'a point fait de grandes maladies, mais elle éprouve une grande faiblesse, et ne peut se livrer à un travail soutenu. Ses mouvements sont apathiques, et sa poitrine fréquemment embarrassée de catarrhes. Elle vient à la Bourboule pour y prendre des forces, et si faire se peut, pour embellir son visage. Celui-ci présente, en effet, une sorte de bouffissure, et le nez fortement coloré *d'acné rosacea* sur son lobule et les ailes, ferait d'abord penser à un lupus érythémateux.

Nous avons en autre lieu déjà signalé cette observation, nous allons ajouter ici quelques détails. Les eaux de la Bourboule et de Fenestre furent conjointement données en boisson, à dose moyenne; quelques bains, quelques douches générales alternèrent, le visage fut soumis à nos appareils de pulvérisation. Tout alla bien pendant une quinzaine de jours, mais alors survinrent des hémoptysies répétées, et le traitement fut suspendu. Nous recherchâmes quelle pouvait être la cause de ce malaise inopiné ; la jeune personne portait un rétrécissement aortique et nous avions devant nous tous les symptômes d'une maladie de cœur, singulièrement excitée. L'agitation nocturne était des plus vives, les cauchemars, assez fréquents chez les personnes en traitement à la Bourboule, étaient cette fois portés à leur comble. L'estomac supportait mal toute alimentation, les forces anéanties ne commencèrent à se relever qu'après cinq ou six jours de repos au lit, et prenant le meilleur parti, la jeune fille profita de ce répit, pour retourner chez elle. La descente dans la plaine fit mieux que toutes les préparations de digitale. Ce traitement écourté produisit cependant des effets marqués, sur la bouffissure de son visage et la couperose : aussi la jeune fille qui voulait guérir à tout prix, revint l'année suivante en dépit de nos conseils. Le traitement interne, les douches fines et tièdes sur le visage, furent seuls employés, dans le but d'éviter les accidents de l'an passé, qu'on pouvait attribuer aux grandes douches. Vain espoir ! L'eau en boisson ne fut pas plus inoffensive que la méthode mixte, et les mêmes accidents cardiaques et pulmonaires reparurent. Ils furent toutefois, un peu moins prononcés. Nous découvrîmes alors une nouvelle particularité dans la constitution de cette fille : son bras gauche et surtout l'avant-bras, étaient bien plus gros que les mêmes membres du côté droit et cependant bien moins forts : en même temps le pouls y montrait moins d'ampleur et de plénitude. Nous n'avons pu nous rendre compte de ces anomalies. La seconde saison avait à peu près complètement nettoyé le visage, mais on voulut néanmoins pour confirmer la guérison, en faire une troisième. Le traitement fut des plus parcimonieux, et pourtant quelques crachats hémoptoïques signifièrent l'impression que recevait le cœur : mais cette fois le malaise fut peu sensible. Pendant cette saison, comme pendant les deux précédentes, la jeune fille vit ses menstrues, habituellement abondantes, tourner presque en ménorrhagies.

Tant d'opiniâtreté méritait une récompense : la couperose avait disparu, et la guérison, si chèrement achetée, se maintient encore ; d'ailleurs c'est la seule guérison complète que nous ayons encore observée à la Bourboule dans cette classe de malades.

Notre excellent collègue, M. le Dr Pradier, a noté comme nous, l'exaspération que subissent à la Bourboule les troubles cardio-vasculaires ; comme nous, il pense que bien des malades, obligés d'interrompre leur traitement, durent le faire sous une pareille influence. Tel autre de nos confrères voudrait au contraire y traiter cette classe de malades : l'avenir prononcera.

Voici pourtant un autre fait qui nous semble des plus décisifs, il est de l'an dernier. Cette fois le diagnostic fut fait à l'arrivée de la malade, et le traitement contre-indiqué fut néanmoins entrepris, car on ne voulait pas avoir fait un voyage inutile. Malheureusement, jamais prévisions ne furent mieux réalisées :

Mademoiselle X..., âgée de 28 ans, tempérament blond, frêle, venait à la Bourboule pour s'y guérir de quelques engorgements glandulaires au cou, de phlyctènes sur la conjonctive et fortifier sa santé générale. Quelques années auparavant, elle avait éprouvé les atteintes généralisées d'un rhumatisme articulaire aigu.

Orpheline dès son bas âge, cette jeune fille ne sait dire à quelle affection ont succombé ses parents. Elle souffre souvent aux yeux : chez elle, les coryzas se prolongent et laissent des croûtes nasales : les catarrhes bronchiques sont assez fréquents. Un pouls petit, irrégulier, de la dyspnée habituelle, ses antécédents rhumatismaux nous font soupçonner une affection cardiaque. Interrogé, le cœur répond à notre oreille par un bruit de souffle au premier temps, à la partie moyenne du ventricule, en dehors du mamelon. C'est une insuffisance mitrale dans un cœur déjà hypertrophié.

Nous évitâmes rigoureusement les douches, et des bains tempérés de vingt minutes furent autorisés seulement tous les deux jours ; l'eau de Fenestre fut à l'exclusion de celle de la Bourboule, permise à la dose quotidienne de un verre, un verre et demi. Pendant les deux ou trois premiers jours, la malade se sentait plus forte, plus vive, elle raillait son amie, qu'une douche imprudemment prise une heure après le repas, avait terrassée.

Mais la scène changea vite : des palpitations, des faiblesses, des syncopes, de la dyspnée se succédèrent rapidement, et bien que la balnéation d'abord, la boisson ensuite, fussent complétement mises de côté, la malade dut garder le lit, en proie à un affaissement extrême. Le pouls était petit, irrégulier ; une voussure précordiale très-prononcée nous faisait appréhender une péricardite, la gêne était grande, mais la douleur était peu vive : pas de bruit de frottement ; de nombreux râles trahissaient au contraire, l'œdème pulmonaire. La face était un peu cyanosée. Il fallut recourir à la digitale, aux vésicatoires, et quand il fut possible, précipiter un départ urgent, car dans notre conviction, le vrai coupable c'était moins l'élément liquide que le climat des monts.

Son amie, plus fortement atteinte par la scrofule, appartenait à une famille souvent frappée par une phthisie héréditaire, mais le cœur était normal, aussi sous l'influence des eaux et de la montagne, elle voyait de jour en jour, sa santé s'affermir et ses glandes cervicales perdre leur intumescence.

C'est ainsi que les faits se sont passés et se passeront, nous en sommes persuadé, bien des fois encore à la Bourboule. Leur explication n'est pas bien difficile à trouver. Les données physiologiques que nous avons exposées sur l'eau de la Bourboule, dans la première partie de notre opuscule, semblaient déjà dissuader de son usage dans les affections cardiaques. Il faudra l'éviter, toutes les fois que des palpitations, concordant avec d'autres symptômes, dénoncent chez ceux qui les éprouvent, une affection organique du centre circulatoire et non pas ces simples perturbations nerveuses qu'un distingué professeur, M. Sée, veut en séparer. De plus, nous n'avons pas hésité, dans l'étude physiologique du climat des altitudes, à signaler l'influence dépressive de l'air raréfié sur les contractions auriculo-ventriculaires. Les poumons, avons-nous dit, n'ont plus, dans ces conditions nouvelles, une élasticité suffisante pour renforcer le choc cardiaque, et le point d'appui se dérobe sous le muscle qui veut agir. C'est alors qu'il se fait, avons-nous dit, dans l'arbre aortique, une saignée au profit du poumon anémié des phthisiques. Enfin, dans la seconde partie de ces études, nous avons avec Rokitansky, Traube, Waldenburg, Peter, expliqué l'antagonisme relatif de la phthisie et des affections cardiaques, par la stase sanguine dans les capillaires de la petite circulation.

Après tout cela, serait-il besoin d'insister plus longuement sur la contre-indication d'eaux bien capables d'éveiller la fièvre thermale, de précipiter des contractions nerveuses, irrégulières, mal achevées, chez ceux dont les poumons sont déjà gorgés de liquide, d'exsudations, de râles crépitants ? A ceux qui ont un besoin pressant d'air et d'air bien oxygéné dans leurs vésicules comprimées, rétrécies, à ceux qui sont menacés d'anoxhémie, faut-il conseiller l'air déphlogistiqué des hauts plateaux? Rien ne serait, à notre avis, plus erroné, c'est au niveau des mers qu'il faut les envoyer chercher un air plus dense chargé de plus d'ozone, un succédané de la digitale, *un autre quinquina du cœur.* C'est dans des bains d'air comprimé que leur hématose trouvera des ressources chimiques, et leur muscle cardiaque, un agent capable de ralentir, de régulariser, d'amplifier ses contractions, de chasser du poumon le sang en stase dans ses capillaires, en le poussant vers l'oreillette gauche.

Et d'ailleurs, la nature fait-elle autre chose, quand pour remédier au trouble circulatoire apporté par un rétrécissement, elle amène *cette hypertrophie providentielle de Beau?* Dans les cas de rétrécissement de l'orifice auriculo-ventriculaire gauche, nous la voyons hypertrophier non-seulement l'oreillette gauche, mais encore le ventricule droit lui-même, afin d'augmenter sur toute la ligne les forces propulsives, agissantes *a tergo*. Bien mieux : ce n'est pas assez pour elle, de vaincre l'obstacle sur place même, elle hypertrophie le ventricule gauche lui aussi, et pourtant il est en avant de l'obstacle, mais c'est pour mieux régulariser le cours du sang et dégorger encore la petite circulation. « Ce n'est pas *pour lutter*, mais *parce qu'il lutte* que le cœur s'hypertrophie, » dit M. Peter, mais que nous importe! le résultat est le même, car la force de la contractilité progresse avec le nombre des fibres musculaires.

Mais, si l'on veut bien réfléchir sur le cas lui-même que nous venons d'exposer, cas d'ailleurs assez commun, on verra qu'il n'existe aucun obstacle à l'orifice aortique, et pourtant le ventricule gauche s'hypertrophie! « *Ce n'est donc pas parce qu'il lutte.* » Force est bien d'admettre dans les ressources de l'organisme une synergie consciente et providentielle dirigée par des lois qui nous échappent. Leur effort et leur résultat s'accordent bien mieux avec ce *consensus unus* qu'invoquait d'abord M. Peter, qu'avec les résultats d'une lutte qu'il voudrait ensuite localiser.

Eh bien ! il nous faut donc imiter la nature, et nous faisons tout le contraire en envoyant nos malades à la Bourboule, à la montagne. Ce n'est pas elle qui ferait ainsi, puisqu'elle leur permet à peine de gravir une côte, de monter un escalier.

N'y aurait-il pourtant pas des exceptions ? A la rigueur, on pourrait en citer une ou deux. Tel serait le *rétrécissement de l'artère pulmonaire* : nous avons observé pareille anomalie, chez un malade atteint d'une phthisie diagnostiquée par M. Hardy. Le cœur supportait bien le climat de la montagne, et la poitrine en ressentait l'influence bienfaisante. Tout cela s'explique à merveille : les poumons, grâce au rétrécissement de l'artère pulmonaire, sont moins exposés à la congestion. Celle-ci portera plutôt sur les veines qui viennent aboutir à l'oreillette droite. Aussi, chez ce malade, la face était-elle habituellement turgide et violacée, phénomène bien rare *chez les phthisiques* ; elle était aussi le siége d'un lupus érythémateux.

Faut-il excepter aussi, les cas de rétrécissements ou plutôt d'insuffisance des valvules *triglochines ?* L'indication serait la même, à la vérité, mais ces affections sont infiniment rares, comparées à celles qui frappent le cœur gauche et l'anneau aortique, bien davantage exposés, par leur jeu plus énergique, à cette usure des éléments épithéliaux, cause ordinaire des lésions organiques chez les rhumatisants et les alcooliques.

En somme, la physiologie rationnelle et expérimentale donne la main à la clinique pour détourner presque toutes les affections cardiaques du traitement de la Bourboule. Restent les protestations du Dr Choussy en faveur de son eau.

Sénilité, Constitutions épuisées, Hémoptoïques. — Ces malades ne viennent guère à la Bourboule, malgré l'appel répété qu'on leur a fait, et c'est tant mieux pour eux et pour nous. S'il en vient quelques-uns, ils n'achèvent jamais leur saison, et n'éprouvent pas d'accident, car ils ne boivent guère une eau qui leur répugne tout aussitôt, comme elle répugne aux autres malades quand ils l'ont bue trop longtemps. Il se produit là, comme un phénomène reflexe sur les nerfs de l'estomac et du goût, chargés en quelque sorte de prendre l'organisme en tutelle, toutes les fois que la prudence des médecins ou la sienne font défaut pour sa gastronomie. L'instinct cauteleux comble alors les lacunes de l'intelligence et du savoir. Il nous semble bien inutile de citer aucune observation de pareils malades : laissons-les s'échapper au plus vite et sans laisser de trace.

Syphilis tuberculeuse. — Parmi ces affections rares et d'ordinaire peu curables qui vont essayer tour à tour les différentes stations minérales, il nous a été donné de voir un cas de syphilis tuberculeuse, accompagnée d'une pigmentation intense, sur toutes les parties du corps où les tubercules avaient fait saillie, les cuisses, l'abdomen, un peu la poitrine, mais surtout les mains et le visage. Le malade semblait avoir changé de race par l'effet de sa maladie. C'était bien aux eaux de la Bourboule d'attaquer dans leur essence, ces phénomènes tertiaires. Mais si l'on se rappelle que leur effet, tout comme celui de l'altitude est de congestionner le tégument externe, d'amener des poussées, une certaine pigmentation, des taches de rousseur assez fréquentes chez les nouveaux venus, on comprendra bien encore que la Bourboule, pourtant salutaire contre le principe morbide, soit restée sans effet, contre la manifestation externe. Elle n'était pas améliorée après 32 jours de traitement, le malade partit alors et nous ne l'avons plus revu.

X..., originaire de Normandie, habite actuellement l'Algérie. Bien que d'une constitution très-blonde, il s'est parfaitement acclimaté. Sa santé est d'ailleurs fort robuste. Depuis deux ans il est pris de la maladie qui l'amène à la Bourboule. Quelques médecins avaient cru voir, dans la forte pigmentation qui marque son visage et ses mains, *la maladie bronzée d'Addison* : il affirme d'ailleurs n'avoir jamais contracté d'ulcération syphilitique, et c'est un homme bien capable de s'observer. Mais il a été pris, trois ans auparavant, d'une gonorrhée qui céda en quelques jours, après avoir donné un léger suintement, à peine puriforme. Or les tubercules sont tout à fait d'aspect syphilitique : à mesure qu'ils disparaissent, ils laissent à leur suite, une dépression cutanée par résorption dermique, et cicatrice. La pigmentation les accompagnait dès leur naissance. En outre, le voile du palais présente les traces d'une ancienne perforation, dont il avait ignoré la cause originelle : il ressent encore un peu de périostite nasale, et pendant quelque temps, il a éprouvé de l'épiphora, les jours où il faisait froid. Pas de pléiade ganglionnaire sensible, pas de glande accusatrice : cordes vocales œdémateuses et relâchées, voix enrouée. Il aurait, quelques mois avant de venir, ressenti dans les jambes quelques douleurs térébrantes, et la nuit et le jour : ses jambes elles-mêmes lui semblèrent à ce moment plus volumineuses. Mais tout cela, il l'attribue à l'humidité du logement qu'il avait pris à Montpellier. C'était évidemment une périostite, et tous ces symptômes nous ont paru révéler nettement une syphilis : c'était un chancre uréthral qui avait ouvert les portes.

Ce dernier fait offre une parfaite coïncidence avec les observations de M. Armand Desprès. Notre distingué confrère déclare en effet, dans son original écrit sur l'infection syphilitique, que les quelques cas de syphilis tuberculeuse venus à sa connaissance, avaient le plus souvent procédé par un chancre uréthral. Le malade serait presque de cette opinion, mais c'est un ancien spahis : il lui importe peu de savoir par où l'ennemi est entré, pourvu qu'il sorte. Il n'était pourtant pas encore sorti, quand il se lassa de le combattre avec les armes auxiliaires de la Bourboule. Il avait noté cependant une légère amélioration. Il ne s'était pas produit de nouveaux tubercules, et quelques-uns s'étaient affaissés, l'enchifrènement nasal avait disparu, mais la pigmentation restait.

Pityriasis versicolor. — A côté de cet insuccès, d'ailleurs bien prévu, nous devons en avouer un autre qui nous a procuré quelque déception. Il s'agit d'un *pityriasis versicolor* au dos et sur la poitrine, et resté sur la tête à l'état de *pityriasis alba*.

M. l'inspecteur Peyronnel dit bien dans sa brochure que le pityriasis versicolor lui sembla toujours très-difficile à déraciner. On sait qu'il est parasitaire, à la différence de l'autre.

Comme un de nos collègues croit à la guérison du *favus* par les eaux, nous avions droit d'espérer une victoire bien facile sur le faible microsporon de Gruby. Point n'a été.

Voici l'observation :

M. X..., 28 ans, d'une très-bonne constitution, avait éprouvé dans ces dernières années, plusieurs atteintes de pityriasis : c'était probablement le même qu'il n'avait jamais complètement guéri. Il avait éprouvé de temps à autre des accidents dyspeptiques qui toujours parurent coïncider avec l'apparente guérison de son pityriasis, obtenue avec des frictions au précipité rouge. Nous lui fîmes prendre l'eau en boisson, douches et bains. Il fut très-satisfait de la boisson minérale qu'il supportait aux plus hautes doses, cinq verres. L'appétit était merveilleux : mais les douches et les bains n'obtenaient pas sur les petites écailles et leur fond rouge, le même succès. Les taches pâlissaient bien, la démangeaison était peu sensible. Le pityriasis blanc avait à peu près complétement disparu de la tête : mais le malade attribuait cet effet, bien plutôt au glycérolé de tannin dont nous lui fîmes frotter ses cheveux, qu'à la douche capitale. Après trois semaines de séjour, il exigea son départ. Touché de son ennui, nous le lui accordâmes à regret, car il ne nous paraissait pas guéri. Néanmoins c'est à peine s'il ressentait quelques démangeaisons, mais le fond rouge des taches s'apercevait encore, ainsi que de légères granulations sur leurs contours.

Huit jours après, il nous écrivit de Paris, où des démangeaisons horribles l'exaspéraient. Sur notre conseil, il prit quelques bains artificiels de Barèges. Quinze jours plus tard, il nous manda que le pityriasis avait complétement disparu, mais que la dyspepsie en avait pris la place. D'où il suit pour nous, que les bains de Barrèges auraient dû précéder, et ceux de la Bourboule suivre. Les premiers auraient une action parasiticide bien plus certaine. Les eaux de la Bourboule auraient une action plutôt médicale, qui n'est pas incompatible avec la vie d'un organisme quelconque, aussi bas placé qu'il soit dans la série, comme a dû nous en convaincre le parfait développement des larves d'éphémères, dans certain réservoir. Ce dernier fait devra satisfaire le professeur Dupré, curieux de savoir si certains animaux aquatiques, les poissons entre autres, au lieu de dépérir dans les eaux de la Bourboule, n'y prospéreraient pas au contraire. Il est bien certain pour nous que les eaux n'avaient pas détruit les trychophytons : le lavage en avait entraîné le plus grand nombre, et c'est ainsi que le malade s'était senti soulagé. Cette même observation nous montre que la desquamation épidermique provoquée par les spores, était devenue presque nécessaire à l'organisme, puisqu'à chaque fois où il en avait été débarrassé, des accidents dyspeptiques étaient survenus.

Ce fait nous remet en l'esprit, le souvenir d'un cas d'icthyose congénitale, que nous eûmes un instant l'idée de soumettre à la médication bourboulienne. Nous nous sommes ravisé depuis, pensant qu'il pouvait être dangereux de guérir semblables maladies, ou plutôt semblables particularités de la constitution, qui font peut-être partie de son essence, au même titre que les poils, les ongles et autres tissus accessoires. Si l'on réfléchit que de telles anomalies sont presque toujours héréditaires, se reproduisent par atavisme dans les mêmes familles, on serait tenté d'y voir une nouvelle preuve des hypothèses darwiniennes sur l'origine des espèces et de la nôtre. Quand on tient compte du manque à peu près absolu de perspiration cutanée chez ces individus, ainsi que semble l'admettre le Dr Hutchinson, on serait presque tenté d'admettre la descendance aquatique de l'*homo sapiens* de Linné : Hœckel n'a pas hésité dans sa récente histoire de la création, à faire provenir d'anciennes monades aquatiques, comparables à cette *protamibe*, agglomérat d'albumine qui vit au fond des mers, toute la série des êtres organisés. Quoi qu'il en soit de cette descendance et de nos métamorphoses successives, plus offensantes pour l'ignorance et la vanité que pour le Créateur, nous n'avons pas cru devoir exposer aux eaux de la Bourboule, si bien adaptées à la pathologie actuelle, ce représentant partiel de notre espèce à une époque, où elle aurait vécu dans des eaux bien différentes.

Diez, rapporte le Dr Imbert-Gourbeyre, voulut traiter par l'arsenic une icthyose congénitale, vieille de 50 ans : il la guérit en moins de 10 jours ; mais la malade mourut en moins de six semaines.

Périssent toutes les Bourboules, gauches et droites, plutôt que d'opérer semblables guérisons !

TABLE

Clermont-Ferrand, typ. Mont-Louis, rue Barbançon.

www.ingramcontent.com/pod-product-compliance
Ingram Content Group UK Ltd.
Pitfield, Milton Keynes, MK11 3LW, UK
UKHW020242250726
13967UKWH00004B/1486

9 782012 999206